THORSTEN TSCHIRNER

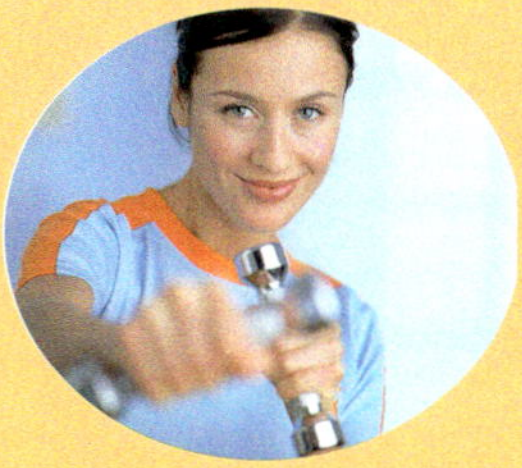

8 Minuten sind genug!

Die neue Figurformel:

Minimaler Aufwand,
maximaler Erfolg

Inhalt

Ihr Weg zum Top-Body

Fit in 8 Minuten – schnell zur Wunschfigur 6
Mini-Workouts mit Maxi-Wirkung 8
Die Zeit läuft – 8 Minuten Fitness 10

Ihr 4-Wochen-Programm

1. WOCHE

1. Tag: Schöne Beine – knackiger Po 16
Ein guter Anfang: Kardio-Moves 18
2. Tag: Workout-Quickie für Brust & Rücken 20
8-Minuten-Fitness im Biorhythmus 22
3. Tag: Schöne Schultern & flacher Bauch 24
Warm-up mit Seil & Box-Handschuh 26
4. Tag: Bizeps, Trizeps – Arme in Bestform 28
Bewegt im Alltag: 8 Tipps 30
5. Tag: Schöne Beine – knackiger Po 32
Ihr Büro-Workout – fit im Job 34
6. Tag: Workout-Quickie für Brust & Rücken 36
Schlaf – der traumhafte Fitmacher 38
7. Tag: Schöne Schultern & flacher Bauch 40

2. WOCHE

8. Tag: Bizeps, Trizeps – Arme in Bestform 44
Gesund essen mit Genuss 46
9. Tag: Schöne Beine – knackiger Po 48
Die Ernährungspyramide 50
10. Tag: Workout-Quickie für Brust & Rücken 52
Fett ist nicht gleich Fett 54
11. Tag: Schöne Schultern & flacher Bauch 56
Kohlenhydrate 16
12. Tag: Bizeps, Trizeps – Arme in Bestform 60
Eiweiß – optimal für feste Muskeln 62
13. Tag: Schöne Beine – knackiger Po 64
Ballaststoffe – gar nicht überflüssig 66
14. Tag: Workout-Quickie für Brust & Rücken 68

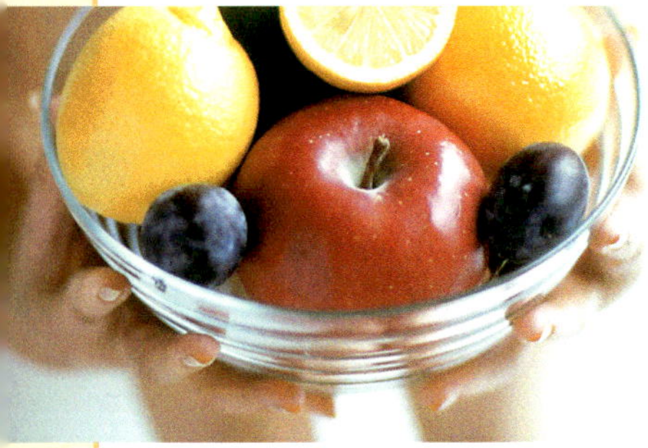

THEMENSEITEN

Ernährung & Abnehmen

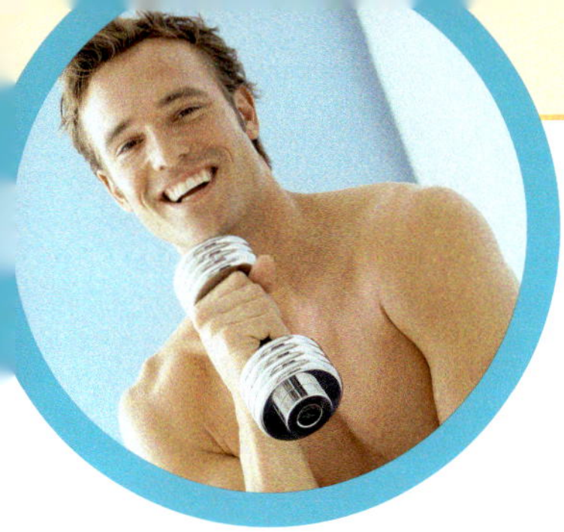

ÜBUNGSSEITEN

Übungen und Tipps Tag für Tag

3. WOCHE

15. Tag: Schöne Schultern & flacher Bauch 72
Stress, lass nach! 74
16. Tag: Bizeps, Trizeps – Arme in Bestform 76
Atmen ist Leben – Energie aus der Luft 78
17. Tag: Schöne Beine – knackiger Po 80
Ausdauersport – eine Herzensangelegenheit 82
18. Tag: Workout-Quickie für Brust & Rücken 84
Wellness-Joggen 86
19. Tag: Schöne Schultern & flacher Bauch 88
Walk up – langsam, aber gewaltig! 90
20. Tag: Bizeps, Trizeps – Arme in Bestform 92
Inlineskaten: Sausen Sie los! 94
21. Tag: Schöne Beine – knackiger Po 96

4. WOCHE

22. Tag: Workout-Quickie für Brust & Rücken 100
Vitamine – unsichtbare Muntermacher 102
23. Tag: Schöne Schultern & flacher Bauch 104
Mineralstoffe: Winzlinge mit Wirkung 106
24. Tag: Bizeps, Trizeps – Arme in Bestform 108
Von früh bis spät: Fit durch den Tag 110
25. Tag: Schöne Beine – knackiger Po 112
Fit shoppen: Kalorienarm einkaufen 30
26. Tag: Workout-Quickie für Brust & Rücken 116
Und tschüs! Abschied von den Pfunden 118
27. Tag: Schöne Schultern & flacher Bauch 120
Ein Ausblick: So geht's weiter 122
28. Tag: Bizeps, Trizeps – Arme in Bestform 124

Serviceteil

Bücher und Adressen 126
Register 127
Impressum 128

THEMENSEITEN

Fitness & Entspannung

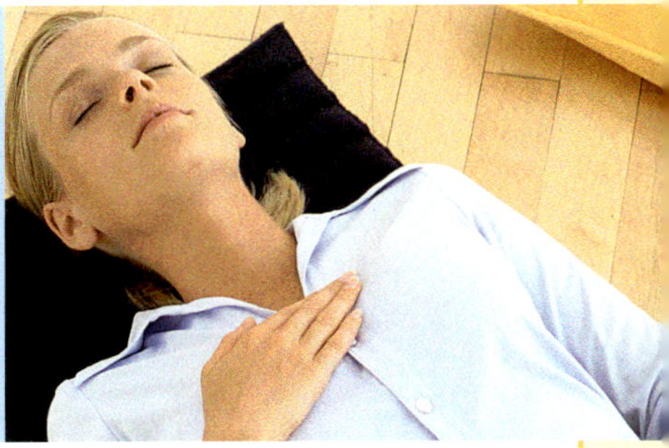

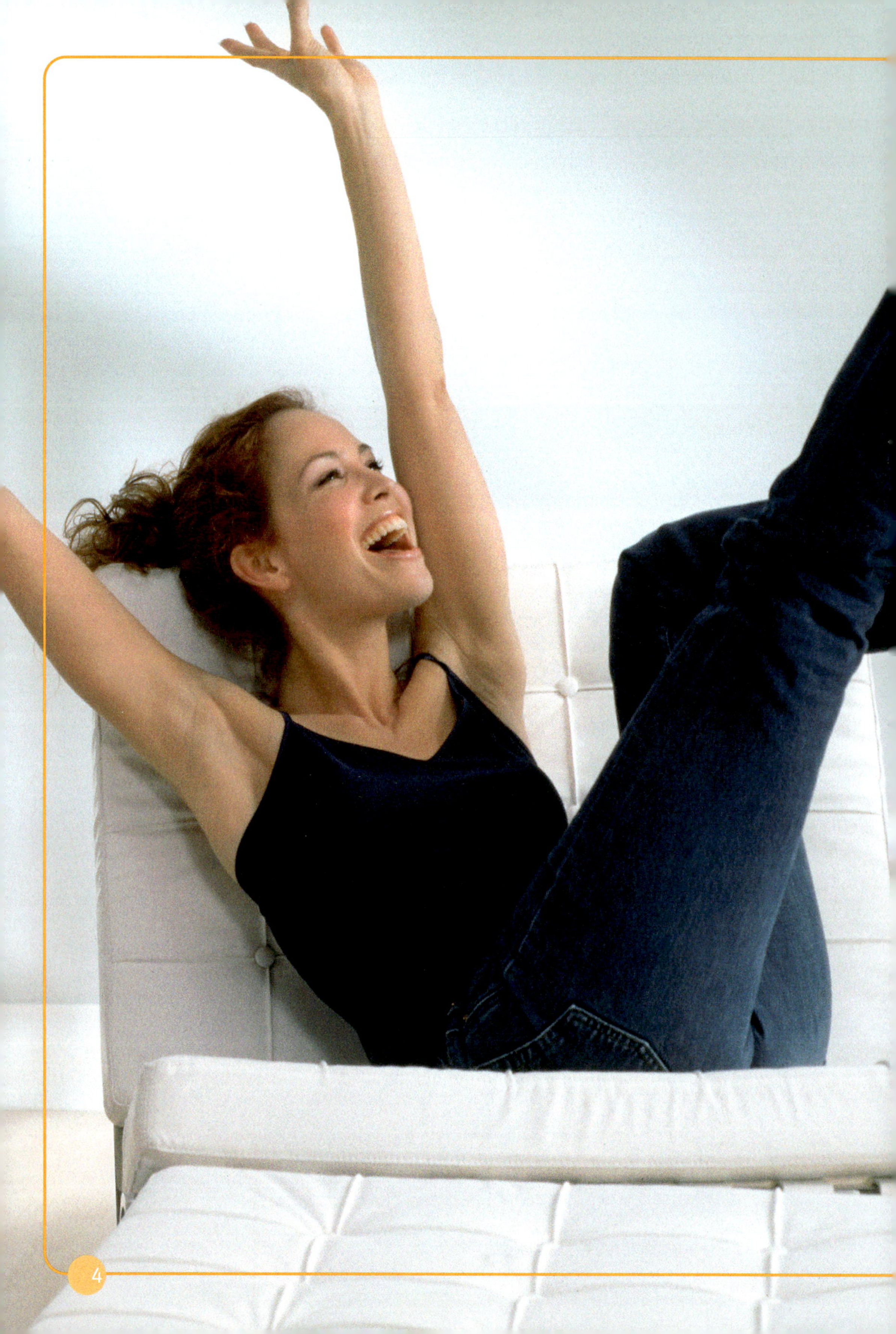

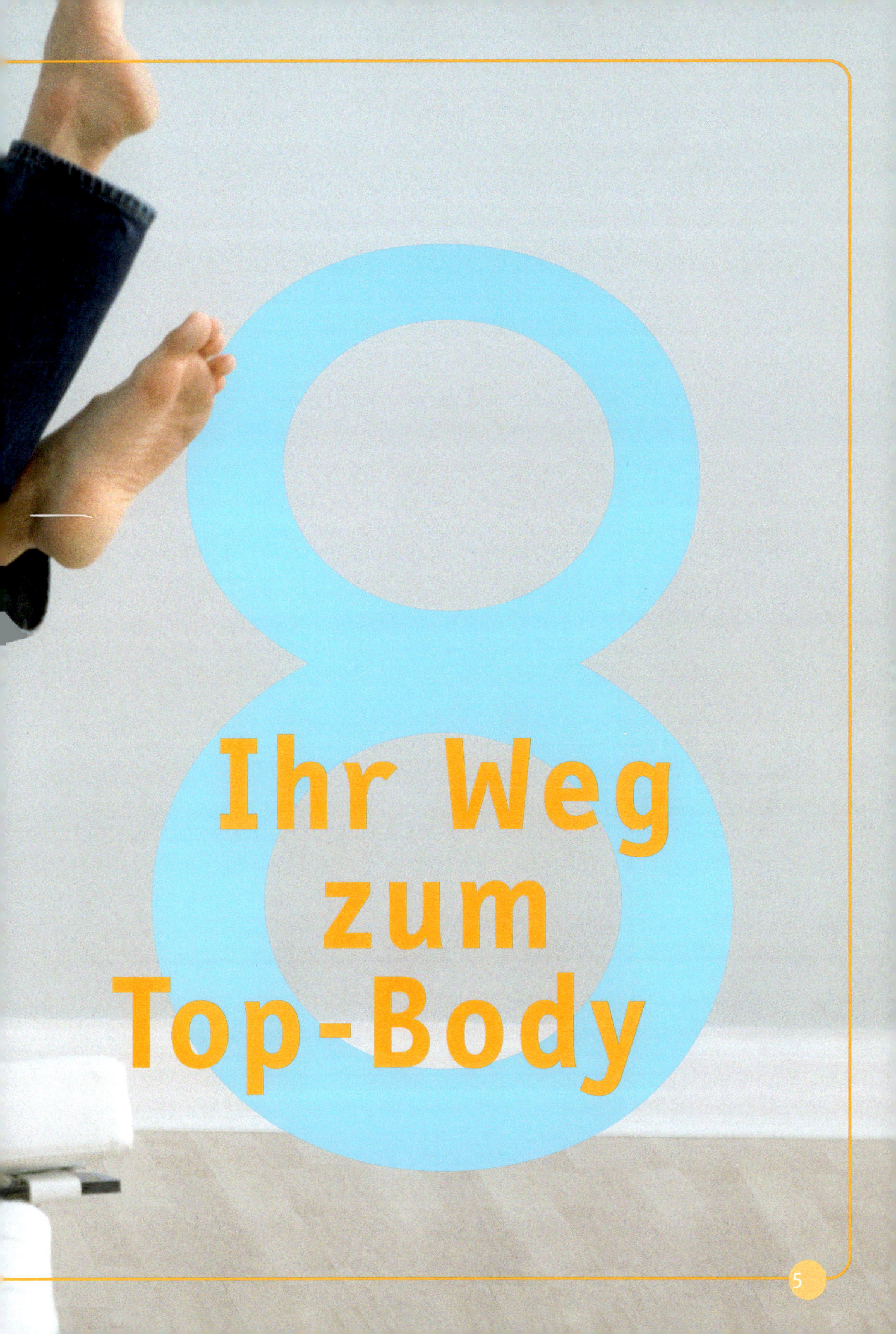

8 Ihr Weg zum Top-Body

Fit in 8 Minuten – schnell zur Wunschfigur

Sie sprinten von Meeting zu Meeting, aber »richtiger« Sport findet keinen Platz im engen Terminkalender? Die große Fitness-Offensive haben Sie nach dem dritten Besuch im Studio abgebrochen? Oder fehlt Ihnen einfach nur der letzte Kick, um wieder in die Gänge zu kommen?
Egal, warum Sie Ihren sportlichen (Wieder-)Einstieg immer wieder verschieben – hier finden Sie, was Sie suchen: Den täglichen Workout-Quickie, der Ihren Körper in Form bringt. Hoch effektiv, abwechslungsreich und easy im Alltag umsetzbar.

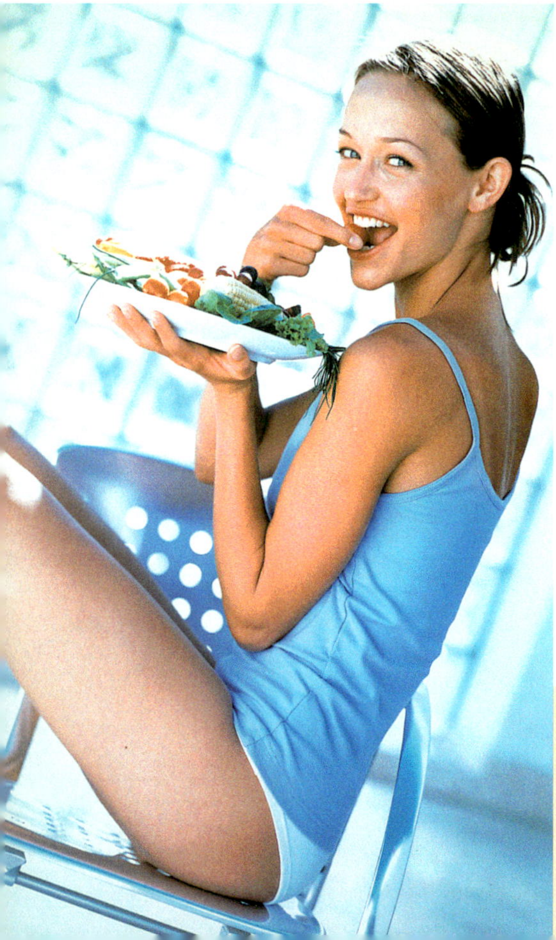

Eine Studie der Harvard-Universität belegt, dass Sie mit einem kurzen täglichen Workout bereits deutlich fitter werden können. Sie müssen nur 8 Minuten am Tag investieren! Wo und wann Sie Ihr Express-Training umsetzen, bleibt Ihnen überlassen – obwohl hier schon erwähnt werden soll, dass ein aktiver Start in den Tag zahlreiche Vorteile hat (siehe ab Seite 22). Wichtig sind aber vor allem Kontinuität und Intensität des Workouts.
Beim 8-Minuten-Workout ist alles dabei, denn unser Trainingskonzept enthält pro Einheit

- ein Warm-up, das Ihren Kreislauf und Stoffwechsel ankurbelt,
- gezielte Kräftigungsübungen, um einzelne Muskelgruppen zu modellieren,
- abschließende Entspannungsübungen, die das Programm abrunden.

SPÜREN SIE IHREN KÖRPER NEU

Es hat wenig Sinn, von heute auf morgen alle Lebensgewohnheiten umkrempeln zu wollen – starre Vorsätze sind fast immer zum Scheitern verurteilt. Deshalb arbeiten wir mit schnellen, kleinen Erfolgen, die Sie motivieren. Die klare Struktur des 4-Wochen-Plans sorgt dafür, dass Sie stets den nächsten Schritt sehen. Sie erlernen nicht nur an jedem Trainingstag neue Übungen, sondern bekommen auch Tipps, um überflüssige Pfunde endgültig loszuwerden (siehe auch ab Seite 118) und straffe Muskeln aufzubauen. Ergebnis: Mehr Power, weniger Stress, ein völlig neues Körpergefühl und letztlich viel Spaß und Zufriedenheit.

Ob beim Sport oder beim Essen: Wie überall im Leben sollte der – gesunde – Spaß im Vordergrund stehen.

TIPP

Schlank, fit, gesund – dafür brauchen Sie keine strenge Diät. Beginnen Sie das Programm, setzen Sie einige der zusätzlichen Ernährungs- und Fitnesstipps um. Und Sie werden verblüfft sein, wie schnell Sie auf diesem Weg Ihrer Wunschfigur näher kommen.

GANZ SCHLECHTE AUSSICHTEN FÜR IHRE PFUNDE

Sie kennen die Sportlerregel, nach der man nur mit längeren Ausdauer-Einheiten in einem mittleren Pulsbereich sein Fett wegbekommt? Tatsächlich ist diese Regel aber nicht ganz korrekt: Entscheidend ist der Fatburningfaktor Ihres Trainings. Ein Blick auf den Energiehaushalt Ihres Körpers soll dies verdeutlichen.

Grundsätzlich gilt: Sie legen dann an Gewicht zu, wenn Sie mehr Energie in Form von Nahrungskalorien aufnehmen, als Sie tatsächlich verbrauchen. Eine einfache Rechnung also! Aber wie viel Energie benötigen Sie? Das wird im Wesentlichen von zwei Faktoren bestimmt: dem Grund- und dem Leistungsumsatz.

Unter dem Grundumsatz versteht man die Kalorien, die im Ruhezustand vom Körper verbraucht werden. Das ist vergleichbar mit dem Standby-Modus beim Computer. Mit 50 bis 70 Prozent umfasst er den Löwenanteil des Gesamtenergieverbrauchs. Alles, was darüber hinaus geht – zum Bus rennen, Wohnung putzen, Sex oder eben Sport –, wird dem bewegungsabhängigen Leistungsumsatz zugeschrieben, der etwa 30 bis 50 Prozent ausmacht.

Für Ihren Stoffwechsel spielt es dabei – zunächst einmal – keine Rolle, ob Sie die Kalorien bei der Joggingrunde oder durch ein Hantel-Workout verheizen, denn jede Bewegung verbraucht Energie. Zwar ist es richtig, dass Sie während eines Ausdauertrainings mehr Fett verbrennen als beim Krafttraining. Andererseits lässt Krafttraining die Muskeln deutlich stärker wachsen: Und diese sind die Fettverbrennungsöfen Ihres Körpers! Je mehr Sie davon aufbauen, umso effektiver können Sie Ihren Pfunden an Hüften und Bauch auch langfristig »zu Leibe rücken«.

Sport mit Folgen ...

Das Schöne daran also: Von der 8-Minuten-Einheit profitieren Sie gleich doppelt – einerseits werden bereits während des Workouts eine Menge Kalorien verbrannt, andererseits heizt der Nachbrenneffekt überflüssigen Pfunden selbst nach dem Training noch ein.

Auch wenn in der relativ kurzen Trainingszeit von 8 Minuten vor allem Kohlenhydrate verbraucht werden, läuft Ihr Stoffwechsel noch lange nach dem Ende der Kraft-Session auf Hochtouren. Das heißt: Alles, was jetzt zur Stärkung an Kohlenhydraten aufgenommen wird, landet erst einmal in den geleerten Speichern Ihrer Muskeln und kann sich folglich nicht in Fett umgewandelt an Ihrem Bauch festsetzen. Und da sich durch den Muskelaufbau auch der Energieverbrauch im Ruhezustand erhöht, bauen Sie Ihr Fett sogar im Schlaf ab, ganz nebenbei, ohne jede Anstrengung!

Ein Dankeschön vom Körper

- **Das Beste am regelmäßigen Training:** Sie verbrauchen nicht nur während des Sports zusätzliche Kalorien: Auch Ihr Grundumsatz im Ruhezustand steigt mit jedem zusätzlichen Kilo Muskeln um 200 Extra-Kalorien täglich an! Pro Woche sind das schon 1400 Kalorien, die Sie nicht durch körperliche Aktivität abarbeiten müssen!
- **Der Thrill des 8-Minuten-Workouts** beruht also darauf, dass der Stoffwechsel regelmäßig hochgepuscht wird. Und zwar in Kombination mit gezieltem Muskelaufbau und Stretching: Bei diesem Programm verbrennen Sie Fett, tanken Kraft und bauen straffe Muskeln auf. Und immer wieder werden Ihre Muskeln so intensiv gefordert, dass ihnen nur eine Wahl bleibt: Sie müssen wachsen!

Mini-Workouts mit Maxi-Wirkung

8 Minuten klingen nach nichts?! Kommt ganz drauf an: Mit dem Workout auf den nächsten Seiten verschwenden Sie tatsächlich nicht eine Sekunde Ihrer kostbaren Zeit. Alles, was Sie brauchen, sind 8 freie Minuten, ein bisschen Platz und ein paar Kurzhanteln (siehe auch Kasten rechts).

Wie das rasante Programm funktioniert? Ganz einfach: Mit Supersätzen! Das Prinzip haben wir von Profisportlern abgeschaut. Es ist schnell und leicht umzusetzen und gleichzeitig hoch effektiv: Sie führen zwei Übungen hintereinander aus, ohne Pause. Unmittelbar, nachdem ein Muskel gefordert wurde – etwa der Bizeps –, ist sein direkter Gegenspieler – in diesem Fall der Trizeps –, oder eine andere Muskelgruppe an der Reihe.

Durch diesen Wechsel werden die wichtigsten Muskeln im Körper gleichmäßig trainiert. Die Wirkung des Programms basiert also vor allem auf der Intensitat der einzelnen Übungsdurchgänge (Sätze) und auf den fehlenden Pausen. Hierfür reichen 8 Minuten am Tag – garantiert.

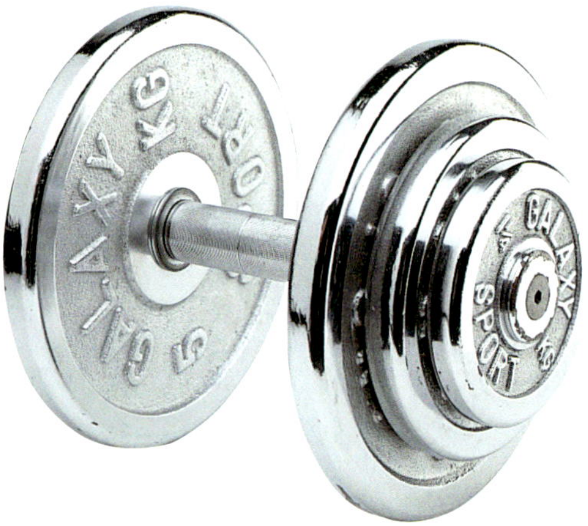

ÖFTER MAL WAS NEUES

Da Gewohnheiten nachlässig machen, haben wir vorgebeugt. Jeden Tag gibt es neue Übungen, die Ihre ganze Aufmerksamkeit und Ihren Körper immer wieder neu fordern – und täglich andere Muskelgruppen beanspruchen. Langeweile ist also keine Ausrede mehr!

Weiterer Vorteil: Sie geben Ihren Muskeln Zeit, sich an die Belastung vom Vortag anzupassen. So erreichen Sie bei hoher Intensität während des Trainings einen optimalen Wechsel zwischen Belastung und Erholung für die einzelnen Muskelgruppen – und holen mit einem minimalen Zeitaufwand das Maximale aus Ihrem Training heraus!

Der Übungserfolg – eine Frage der Kombination

Das Programm gliedert sich in folgende Übungsgruppen:

- ➔ Tag 1: Beine und Po
- ➔ Tag 2: Brust und Rücken
- ➔ Tag 3: Schultern und Bauch
- ➔ Tag 4: Bizeps und Trizeps

Diese Mischung der Trainingselemente sorgt für Abwechslung beim Training und einen schnellen Aufbau straffer Muskulatur. Erst in der vierten Woche, in der Sie bereits spür- und sichtbare Erfolge erzielt haben, wird das Programm dann noch weiter intensiviert.

In diesem Finale steigern Sie ganz gezielt Ihre Leistung mit Übungen, die mehrere Körperpartien gleichzeitig beanspruchen. Darüber hinaus werden Bewegungselemente integriert, die Ihre Balance schulen. Denn Koordination und Haltung sind wichtig, um Ihre Wunschfigur so richtig in Szene zu setzen!

MUSKEL-»SOS«: SO ENTSTEHT MUSKELKATER

Viele Arten von Kater können Sie übel plagen. Uns interessiert hier nur der Muskelkater. Er entsteht nicht, wie oft vermutet, durch eine Übersäuerung der Muskulatur. Vielmehr sind es kleinste Verletzungen innerhalb der Muskeln, die so genannten Mikrotraumen. Normalerweise treten die Schmerzen zwei Tage nach dem Sport auf.

Muskelkater tritt besonders häufig bei ungewohnten Belastungen auf oder wenn der Muskel nachgebende, exzentrische Arbeit leisten muss. Ein Beispiel: Steigen Sie viele Treppen hinauf, sind Sie zwar müde, aber Sie haben keinen Muskelkater. Laufen Sie dagegen Treppen hinunter, können Sie sich am nächsten Tag kaum noch bewegen.

Am Morgen nach einem vollen Fitnessprogramm fällt das Aufstehen manchmal schwer: Alle Muskeln tun weh, selbst einfache Dinge wie Zähneputzen lassen den Bizeps brennen. Aber Muskelkater nach dem Training muss nicht sein. Mit dem richtigen Know-how sind Sie schnell wieder fit:

→ Trainieren Sie regelmäßig, denn dann lösen auch neue Bewegungsabläufe nicht mehr so schnell Muskelkater aus.
→ Achten Sie stets auf eine korrekte Bewegungsausführung bei Ihrem Workout!
→ Steigern Sie zunächst den Umfang und dann erst die Intensität des Trainings.
→ Regeneratives Training, etwa leichtes Joggen.
→ Sauna oder Wechselbäder mit Rosmarinzusatz.
→ Leichte Streichmassage – kein Kneten!

Die richtige Hantel – ein Einkaufshelfer

Welche Hantel ist die richtige? Wie schwer soll sie sein (mehr dazu auch auf Seite 10)? Auf was muss man sonst noch achten? Die wichtigsten Tipps zum unbeschwerten Hantelkauf finden Sie hier.

Zupackend – so haben Sie Ihre Hantel richtig im Griff

Im Gegensatz zu glatten oder mit Plastik überzogenen Griffen liegen geriffelte beziehungsweise angeraute Chromgriffe auch wenn es heiß hergeht – die Hände verschwitzt und die Gewichte sehr schwer sind – sicher in der Hand. Mögliche Nebenwirkung: Schwielen.

Gewichtige Wahl: Die Hantelscheiben

Ein Muskel kann nur größer werden, wenn der Reiz, dem er ausgesetzt wird, ständig erhöht wird. Da es für den gesunden Muskelaufbau wichtig ist, sich in kleinen Schritten zu steigern, sollte Ihnen ein gutes Hantelset vor allem die Möglichkeit bieten, langsam an Gewichten zuzulegen. Idealerweise hat eine Kurzhantel Platz für mehrere (maximal vier) unterschiedlich schwere Hantelscheiben pro Seite. Manche Sets bestehen aus sechs Scheiben mit je einem 1,25, 1,5 und 2,5 Kilo schweren Scheibenpaar. Fragen Sie nach Einzelscheiben zum Nachrüsten!

Sicherer Halt: Die Feststeller

Wenn Sie sich ein Hantelset mit variierbaren Gewichtscheiben (siehe oben) zugelegt haben, sind auch die zugehörigen Feststeller einen genauen Blick wert: Einen sicheren und schnellen Scheibenwechsel ermöglichen Stellringe mit Sterngriff als Feststeller, sie sollten die erste Wahl sein. Die Alternativen: Stellringe mit Imbusschlüsseln (etwas umständlich) oder Schnellspanner (unter Umständen zu instabil).

Das Auge ist dabei: Fragen des Designs

Ob Sie sich für eine Hantelstange und -scheiben aus Chrom oder aus schwarzem Gusseisen entscheiden, hängt – neben Ihrem persönlichen Geschmack – vor allem von finanziellen Erwägungen ab. Die gusseiserne Variante ist in der Regel etwas günstiger als die verchromte, dafür blättert die schwarz lackierte Oberfläche bei gusseisernen Hanteln oft nach einiger Zeit ab, was die Ästheten unter den Sportlern stören könnte.

Die Zeit läuft –
8 Minuten Fitness

Gleich geht's los! Im Kasten auf der rechten Seite unten lesen Sie, wie Ihre tägliche Trainingseinheit strukturiert ist. Und hier noch einige wichtige Hinweise für Ihr 8-Minuten-Erfolgstraining.

Qualität statt Quantität

Versuchen Sie, stets die Körperpartien zu spüren, die Sie gerade trainieren wollen. Konzentrieren Sie sich auf die Details der Übung. Fragen Sie sich: Welcher Muskel arbeitet gerade? Wie fühlt sich das an? Halte ich die Körperspannung oder weiche ich bei bestimmten Bewegungen aus? So stellen Sie nicht nur einen korrekten Bewegungsablauf sicher, sondern steigern auch Ihr Körperbewusststein. Tipp: Stellen Sie sich im Geiste vor, wie Ihr Muskel arbeitet. Studien haben bewiesen, dass die bewusste Visualisierung zu mehr Leistung anspornt!

Wie schwer darf's denn werden?

Wählen Sie die Gewichte gerade so schwer, dass Sie bei den letzten beiden Wiederholungen ein wenig kämpfen müssen.
Bei Übungen ohne Hantel gilt: So lange wie möglich durchhalten und nicht sofort aufhören, wenn die gerade trainierte Körperpartie etwas schlappmacht! Das Brennen in der Muskulatur sorgt für den maximalen Trainingseffekt – natürlich immer nur, wenn Ihre Kraft noch reicht, um die Übung absolut korrekt ausführen zu können.

Eile mit Weile

Dass Ihr Trainingspensum gerade mal 8 Minuten dauert, heißt nicht, dass Sie sich während der Übungen sputen müssen! Nehmen Sie sich unbedingt ausreichend Zeit für jede Bewegung. Bei

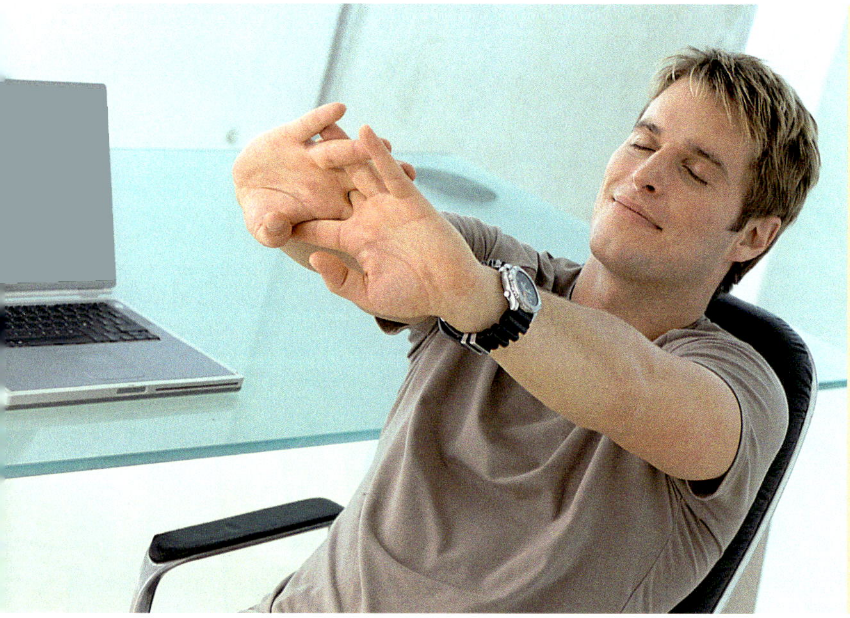

Verspannt, gestresst, schlapp? Mit unserem 8-Minuten-Programm gehören diese Beschwerden sicher bald der Vergangenheit an!

TIPP
Das A und O für den Erfolg
beim Blitzworkout ist die korrekte Ausführung jeder Übung. Nur so erreichen Sie optimale Effekte und straffe Muskeln. Ideal: langsame, konzentrierte Bewegungen und eine saubere Technik.

Übungen mit Hanteln sind das zum Beispiel 2 Sekunden zum Anheben und 2 bis 4 Sekunden zum Senken des Gewichtes. Nur so arbeiten Sie garantiert mit Muskelkraft, nicht mit Schwung. Wenn Sie die Gewichte zu schnell heben, riskieren Sie außerdem Schäden an Sehnen und Gelenken.

Beweisen Sie Augenmaß!

Nutzen Sie den größtmöglichen Bewegungsradius bei der Übungsausführung, um Ihre Muskeln auch wirklich richtig auszutrainieren. Gleichzeitig sollten Sie aber darauf achten, die bei der Übung beteiligten Gelenke nie ganz durchzustrecken. Das schont die Gelenke und hält die Muskelspannung kontinuierlich aufrecht! Tipp: Überprüfen Sie von Zeit zu Zeit Ihren Bewegungsablauf im Spiegel oder lassen Sie sich von Ihrem Partner korrigieren.

Immer mal die Luft anhalten? Bloß nicht!

Auch wenn die Anstrengung dazu verführt – vergessen Sie während des Trainings nie, regelmäßig weiterzuatmen. Wer die Luft anhält, führt eine so genannte Pressatmung aus. Das kann den Blutdruck erhöhen und unter Umständen sogar gefährlich werden. Also einfach die goldene Regel beachten: Bei Belastung einatmen, beim Entspannen ausatmen. Zusätzlicher Pluspunkt: Dieser Atemrhythmus ermöglicht bereits während des Trainings auch eine geistige Entspannung.

Let's stretch!

Beenden Sie Ihr tägliches Workout, indem Sie die beanspruchten Muskelgruppen sanft dehnen. Atmen Sie auch während dieser Übungen gleichmäßig weiter und stretchen Sie die jeweilige Körperpartie so weit, dass Sie ein leichtes Ziehen spüren. Halten Sie die Endposition 10 bis 12 Sekunden lang aufrecht!
Generell gilt: Alle Kraft- und Stretchingübungen werden immer für beide Körperseiten nacheinander ohne Pause ausgeführt.

AUF GEHT'S

Vergessen Sie nie: Ihr Entschluss, mit dem 8-Minuten-Workout zu beginnen, war genau richtig. Vielleicht werden Sie zu Beginn des Trainings ab und an denken, dass selbst diese 8 Minuten wirklich kein Zuckerschlecken sind. Aber Training ist nun einmal ein – oft anstrengender – Prozess und kein Preis, der Ihnen nach einiger Zeit einfach so überreicht wird.
Genießen Sie dafür Ihre ersten kleinen Erfolge in vollen Zügen – als Absolvent des 4-Wochen-Programms können Sie schon bald mit neuer Kraft und Energie auftrumpfen! Ein Garant dafür, dass aus unserem 4-Wochen-Programm schließlich Ihr 40-Jahres-Plan wird.

Das komplette Programm

60 Sekunden Kardio-Moves (siehe ab Seite 18) als Warm-up
Zunächst bringen Sie Ihren Körper mit einem soften Energieschub langsam auf Touren.

Täglich zwei Übungen für mehr Muskelpower
40 bis 60 Sekunden für jeden Satz der beiden Kräftigungsübungen. Einsteiger führen 2, Fortgeschrittene 3 Sätze pro Übung aus.

Zum Abschluss: Stretchen
30 bis 60 Sekunden für ein angenehmes Wellness-Stretching der gerade bearbeiteten Muskelgruppen sowie zur allgemeinen Entspannung.

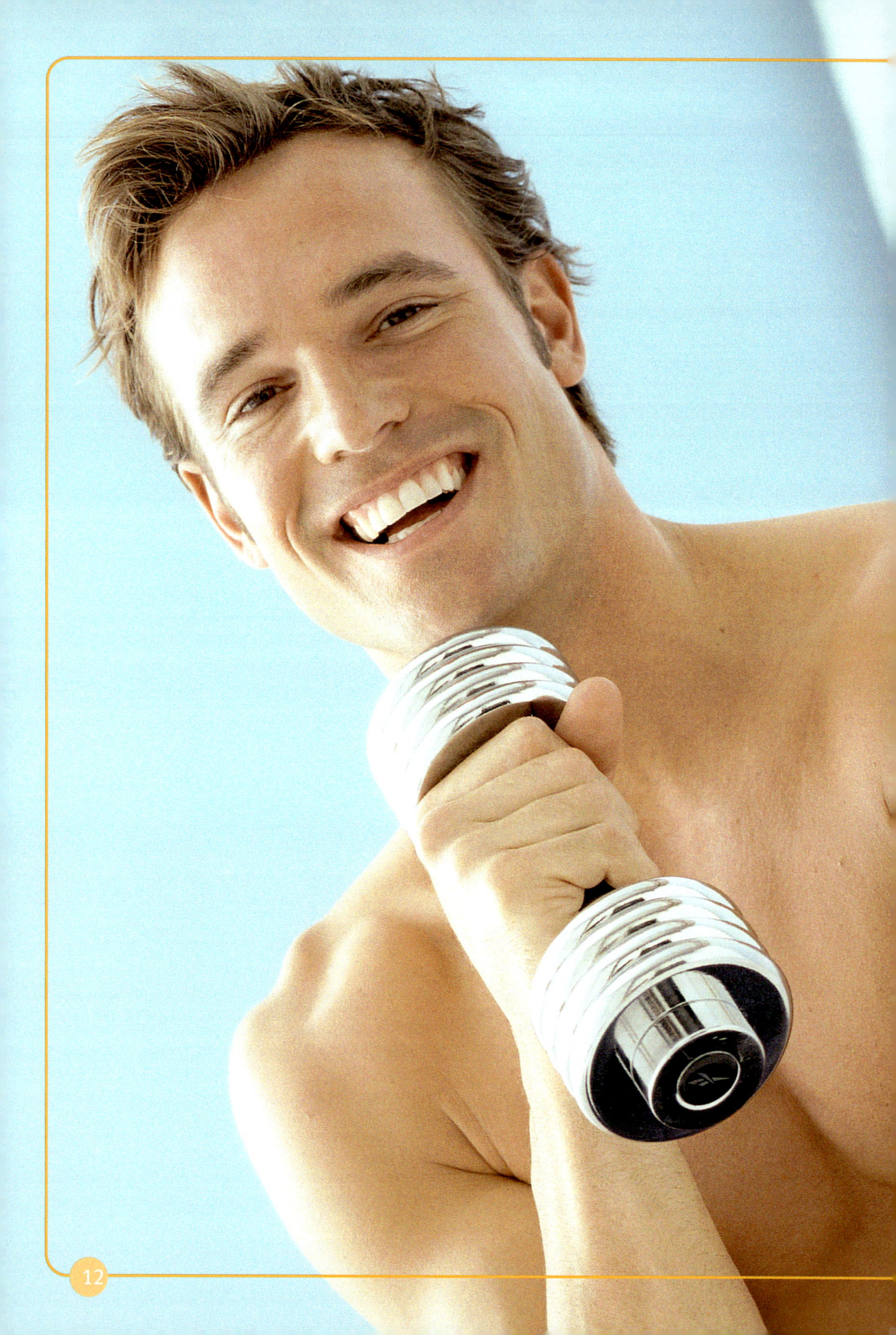

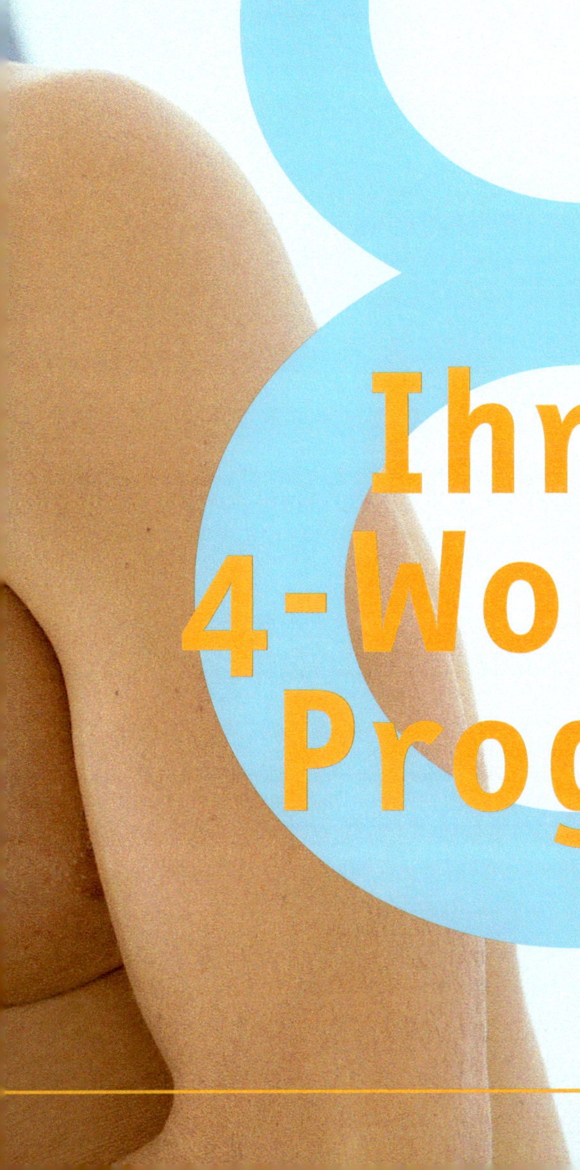

8 Ihr 4-Wochen-Programm

»Selbst ein Weg von 1000 Meilen
beginnt mit dem ersten Schritt.«
(Zen-Weisheit)

1. Woche

Werden Sie es schaffen? Sicher! Denn die Frage nach dem Erfolg unseres Programms kann nur einer beantworten: Sie selbst! Denn wenn Sie bereit sind, Eigeninitiative zu zeigen, werden Sie am Ende mit einem straffen Body belohnt. Dieses Buch hilft Ihnen dabei: Mit Trainingsplan und zahlreichen Tipps fällt es Ihnen gleich viel leichter, Ihr Ziel zu erreichen.

Konzentration auf die Übungen und der feste Wille, das Gelesene auch umzusetzen, sind die Voraussetzungen für Ihren Erfolg. Denn psychologische Experimente haben bewiesen, dass sich Prophezeiungen selbst erfüllen können. Also: Wenn Sie selbst wirklich davon überzeugt sind, dass Sie durchhalten, werden Sie es auch tatsächlich schaffen. Denn sämtliche körperliche Abläufe sind eng mit dem verbunden, was sich in unserem Kopf abspielt.

Setzen also auch Sie Ihre mentale Kraft ein, um Ihr tägliches Programm erfolgreich zu absolvieren!

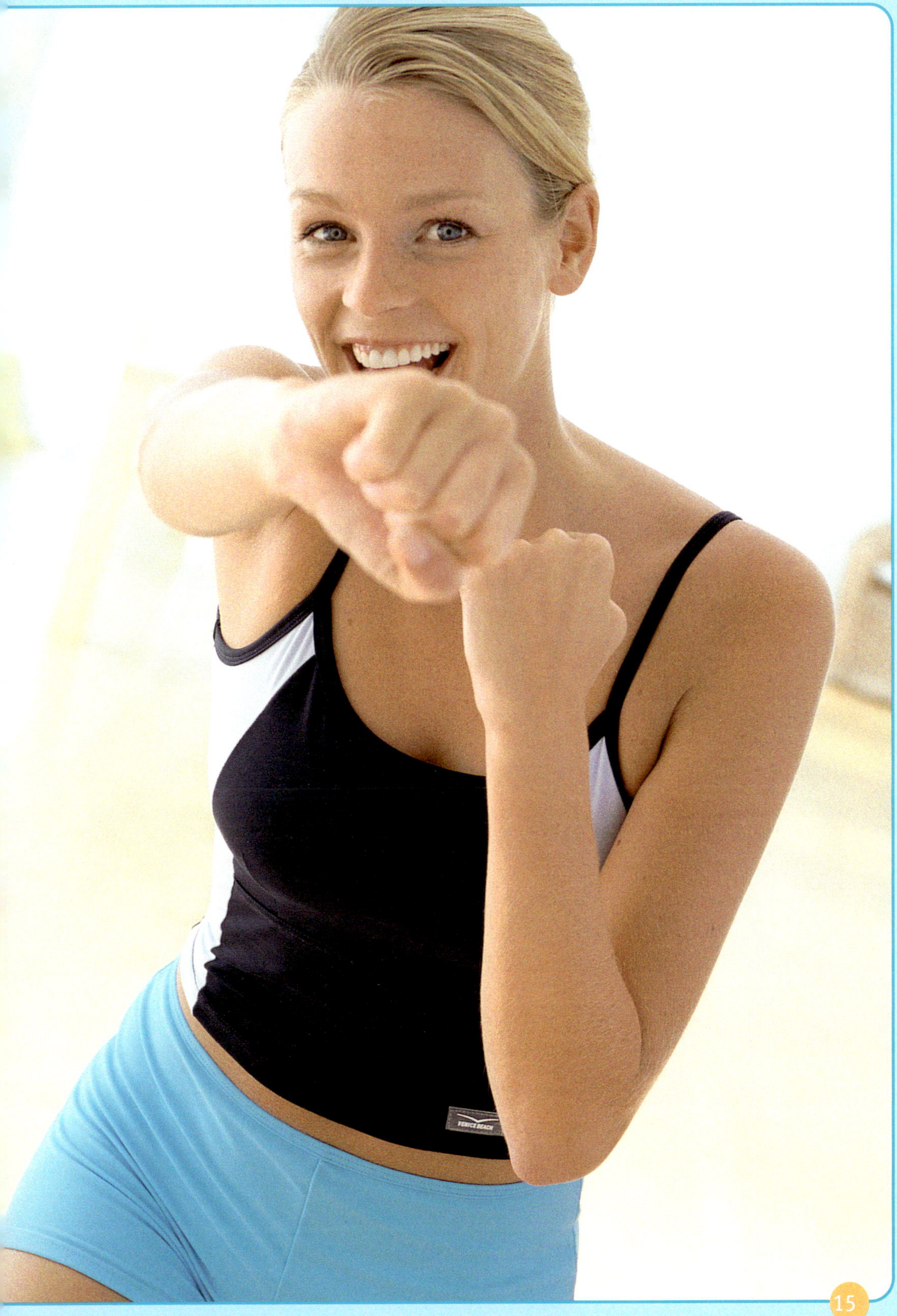

1. Tag

Schöne Beine – knackiger Po

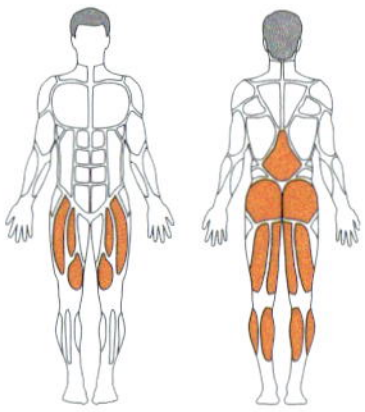

Let's move

Wählen Sie einen der ab Seite 18 vorgestellten Kardio-Moves aus, um innerhalb von 60 Sekunden auf Touren zu kommen.

Let's work

1 EASY-SQUAT

→ Sie stehen mit dem Rücken zu einem Stuhl, die Füße schulterbreit geöffnet, in beiden Händen eine Kurzhantel. Die Arme sind fast gestreckt.

→ Halten Sie Ihren Rücken gerade und beugen Sie die Knie so weit, bis Ihr Po leicht die Sitzfläche berührt. Ist Ihnen diese Übung anfangs zu schwer, legen Sie ein Kissen oder Buch auf den Stuhl, so dass Ihr Po den Stuhl eher berührt.

→ In die Ausgangsposition zurückgehen, indem Sie die Beine beinahe ganz durchstrecken. Dabei gleichmäßig atmen: abwärts ein, mit der Aufwärtsbewegung aus.

→ 2–3 Sätze à 10–15 Wiederholungen.

TIPP

Lesen Sie sich die Übungsbeschreibungen genau durch, selbst wenn Sie glauben, die Übung bereits zu kennen. Oft machen nur Details den feinen Unterschied und entscheiden über den Erfolg.

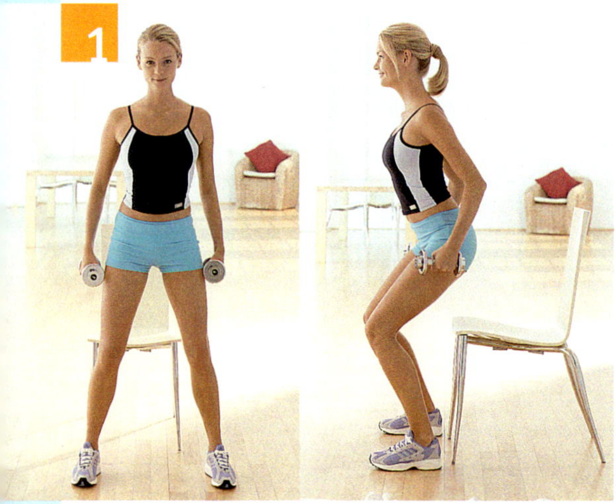

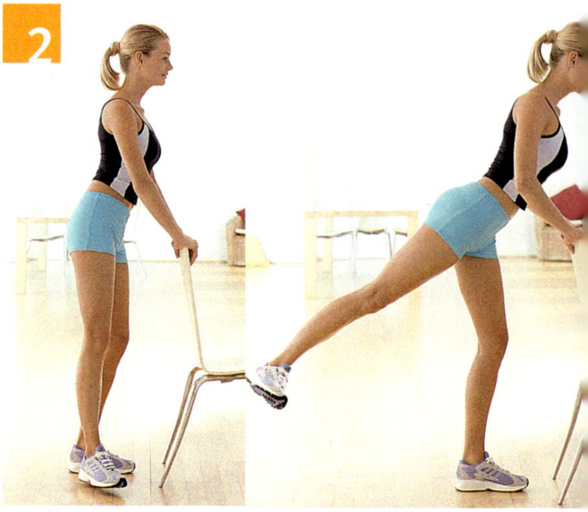

Für Fortgeschrittene: Steigen Sie in die Übung mit einer Kurzhantel-Kniebeuge ein.

→ In der Ausgangsposition sind Ihre Beine gerade, aber nicht durchgestreckt. Ihre Füße stehen etwas mehr als hüftbreit auseinander, Hüft-, Knie- und Fußgelenk bilden eine Linie. Die Arme sind seitlich neben dem Körper ausgestreckt, in jeder Hand halten Sie eine Kurzhantel. Schultern nach hinten und unten ziehen, das Brustbein anheben, Bauchmuskeln anspannen.

→ Nun die Knie beugen, bis Ihre Oberschenkel fast waagerecht sind. Ein leichtes Vorneigen des Oberkörpers ist dabei normal. Drücken Sie sich nach oben ab, der Bauch bleibt angespannt.

→ 2–3 Sätze à 10–15 Wiederholungen.

2 POWER-PO

→ Stellen Sie sich mit hüftweit geöffneten Beinen aufrecht hinter einen Stuhl. Stützen Sie sich mit den Händen auf der Rückenlehne ab. Der Oberkörper ist gerade, aber leicht nach vorn gebeugt.

→ Verlagern Sie das Körpergewicht auf das gebeugte linke Bein, während Sie das rechte leicht anheben, die Fußspitze heranziehen und das Knie etwas nach außen drehen.

→ Jetzt das rechte Bein ohne Schwung so hoch wie möglich nach hinten anheben. Ihr Oberkörper bleibt dabei weiter leicht nach vorn gebeugt und der Rücken gerade.

→ Ziehen Sie anschließend das angehobene Bein langsam wieder heran. Nach jedem Satz die Seiten wechseln. Der Bewegungsumfang dieser Übung ist eher gering; die Intensität entsteht durch eine konzentrierte Übungsausführung.

→ 2–3 Sätze à 15–20 Wiederholungen.

TIPP

Entspannen Sie sich beim Stretching auch mental – befreien Sie sich von gewohntem Leistungsdenken. Jeder hat seine persönlichen Dehn-Grenzen. Versuchen Sie nichts zu erzwingen: Hören Sie auf Ihren Körper. Er weiß, was das Beste für Sie ist.

3

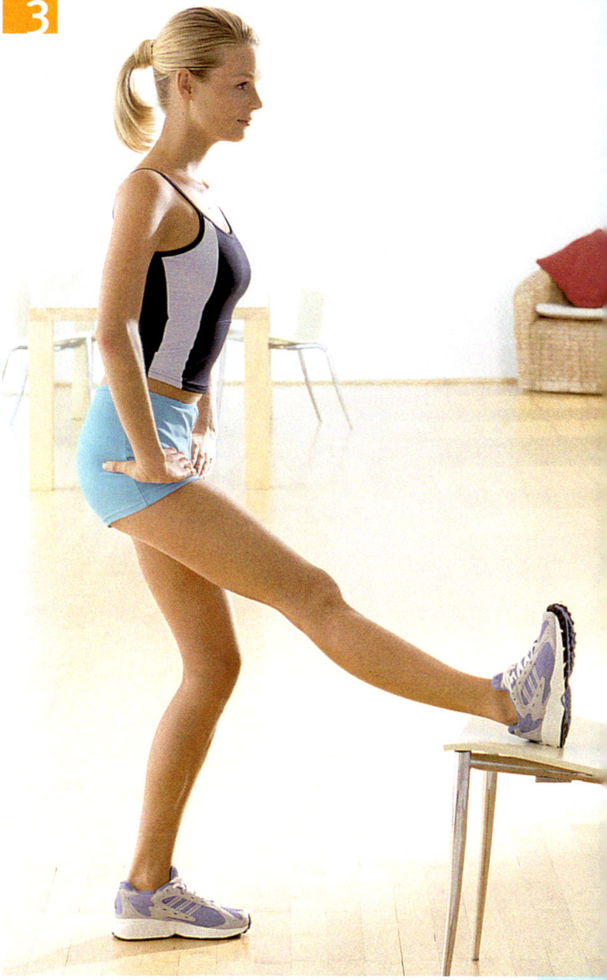

Let's stretch

3 BEINBEUGER-STRETCH

→ Vor einen Stuhl stellen, das rechte Bein gestreckt mit der Ferse auf der Sitzfläche ablegen. Ihr Standbein ist leicht gebeugt.

→ Den Oberkörper langsam nach vorn beugen, bis Sie ein leichtes Ziehen in der Oberschenkelrückseite spüren. Den Rücken dabei gerade halten.

→ Danach alles mit dem anderen Bein ausführen.

→ Auf jeder Seite 10–15 Sekunden halten.

Ein guter Anfang:
Kardio-Moves heizen ein

Sport ganz kurz und knackig – auch wenn die Trainingseinheit nur 8 Minuten dauert: Ein Warm-up sollte unbedingt vor jeder sportlichen Aktivität stehen. Sie bringen damit Ihren Körper ganz behutsam auf Touren. Das Warm-up beugt leichten Zerrungen und ähnlichen Verletzungen wirksam vor und erhöht die Betriebstemperatur des Körpers. Das macht die gesamte Muskulatur geschmeidiger und leistungsfähiger.
Außerdem gibt Ihnen ein solcher Einstieg Gelegenheit, sich auch mental auf die folgenden Übungen einzustellen und sich ganz auf Ihren Körper zu konzentrieren.
Wählen Sie also vor jeder Trainingseinheit eine der folgenden Übungen (siehe rechte Seite). Die Einheit zum Aufwärmen sollte mindestens 30 bis 60 Sekunden dauern – das macht Sie und Ihre Muskeln »fit for action«!

BEVOR'S RICHTIG LOSGEHT

Und hier noch einige Tipps, bevor es wirklich zur Sache geht: Was Ausrüstung und Trainingsort angeht, sollten Sie unbedingt die folgenden drei Punkte beachten.

Boden unter den Füßen

Hüpfen und laufen Sie möglichst nicht auf Betonboden. Optimal ist Parkett, denn das gibt nach. Um die Rutschgefahr zu minimieren, legen Sie am besten noch einen rutschsicheren Läufer (eventuell mit einer Gummimatte darunter) oder eine Trainingsmatte über das Holz.

Optimale Schuhe

Auch wenn es das Verhältnis zu Ihren Nachbarn in den unteren Etagen belastet – tragen Sie stets feste Sportschuhe, die für einen sicheren Stand sorgen und den Druck in den Sprunggelenken abfedern.

Für Frischluftzufuhr sorgen

Beim Sport atmen Sie automatisch tiefer: Trainieren Sie am besten bei offenem Fenster oder lüften Sie den Raum vorher gut durch.

Immer genug Bewegungsfreiheit

Gerade beim Warm-up kommen Sie auch gut in Bewegung: Reservieren Sie sich deshalb in Ihrer Wohnung einen Platz, an dem Sie genug Freiraum haben, um sich gut bewegen zu können – oder wo Sie sich schnell Platz schaffen können.

Erste Position

Für alle Übungen auf dieser Seite nehmen Sie folgende Ausgangsposition ein: Aufrecht hinstellen, das Brustbein anheben und die Schultern nach hinten und unten ziehen.

Langeweile muss nicht sein!

Wenn Sie nach einiger Zeit die Warm-ups alle – zu gut – kennen, können Sie Ihrer Kondition auch mit einer kurzen Session »Rope-Skipping« auf die Sprünge helfen (siehe Seite 26).
Oder Sie verweisen Ihren inneren Schweinehund mit einer schnellen Runde Schattenboxen in die Ecke (siehe Seite 27).

TIPP

Messen Sie Fortschritte nicht auf der Waage: Am Gewicht können Sie Ihren Erfolg nicht ablesen. Wenn Sie Fett ab- und Muskeln aufbauen, können Sie sogar an Gewicht zulegen. Der einzige aussagekräftige Messwert für Ihre Erfolge ist Ihre Fitness: Wiederholen Sie deshalb regelmäßig den Test auf der hinteren Klappe dieses Buches.

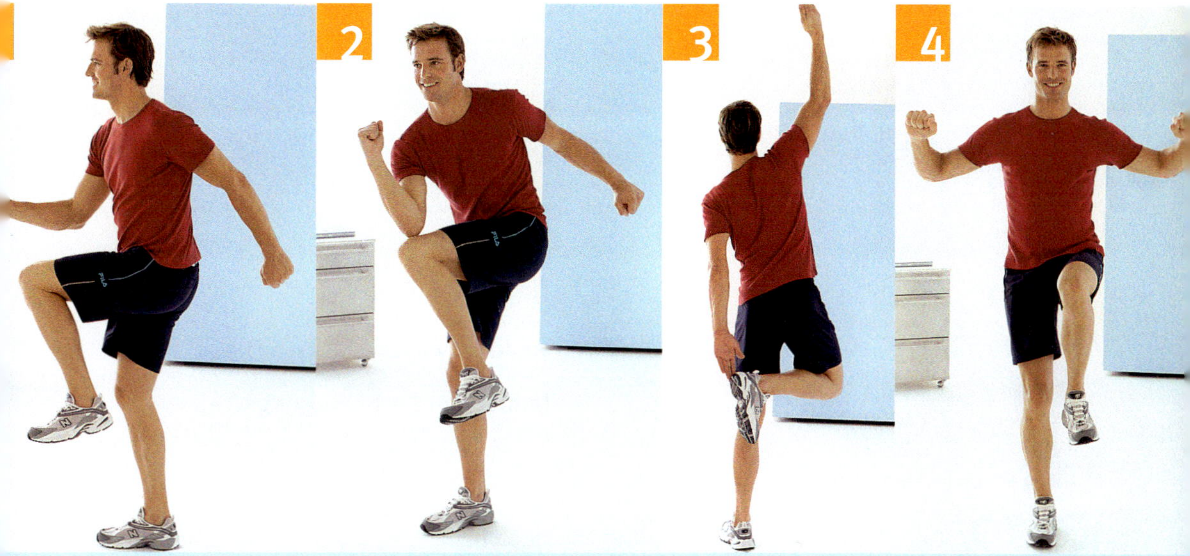

Jetzt geht's los!

Kardio-Moves bringen Sie richtig auf Touren!

MOVE NO. 1

→ Marschieren Sie flott auf der Stelle. Dabei die Knie hochziehen, die angewinkelten Arme mitbewegen. Die Füße vom Ballen bis zur Ferse abrollen.

→ Nach 30 Sekunden dabei noch mit den Schultern je 10- bis 20-mal vor- und rückwärts kreisen.

MOVE NO. 2

→ Laufen Sie etwa 30 Sekunden lang locker auf der Stelle. Anschließend grätschen Sie Ihre Beine etwa einen Schritt weit.

→ Führen Sie jetzt für weitere 30 Sekunden abwechselnd jeweils das linke Knie zum rechten Ellbogen und umgekehrt.

MOVE NO. 3

→ Gehen Sie etwa 30 Sekunden lang locker auf der Stelle. Dann öffnen Sie Ihre Füße hüftbreit, die Knie leicht gebeugt. Die Fußspitzen zeigen nach außen, die Arme strecken Sie nach oben.

→ Winkeln Sie die Beine abwechselnd nach hinten an, die Fersen weisen zum Po. Die rechte Hand berührt dabei die linke Ferse und umgekehrt.

MOVE NO. 4

→ Laufen Sie auf der Stelle. Ziehen Sie dabei die Knie aktiv nach oben – erst langsam, dann etwas schneller. Bewegen Sie nach und nach die Arme immer mehr aktiv mit und heben Sie die Knie schließlich bis auf Hüfthöhe.

→ Neue Runde: Bewegen Sie nun die Fersen abwechselnd zum Po.

→ Schließlich die Arme schräg nach oben vor den Körper strecken. Bei der Abwärtsbewegung der Arme ziehen Sie die Ellbogen nach unten hinter den Oberkörper.

→ Achtung: Halten Sie während der ganzen Übung den Oberkörper aufrecht.

MOVE NO. 5

→ Öffnen Sie aus dem Stand heraus mit einem Sprung die Füße mehr als schulterbreit. Die Arme gleichzeitig über dem Kopf zusammenführen. Landen Sie zuerst nur auf den Ballen und rollen Sie dann über den ganzen Fuß ab. Mit einem weiteren Sprung die Füße wieder schließen.

→ Nach etwa 20 Sekunden gehen Sie mit jedem Sprung etwas weiter in die Knie, bis diese um fast 80 Grad gebeugt sind.

→ Die letzten zehn Sekunden wieder locker und aufrecht springen.

2. Tag

Workout-Quickie für Brust & Rücken

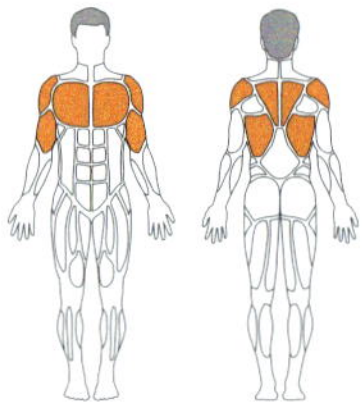

Let's move

Wählen Sie einen der ab Seite 18 vorgestellten Kardio-Moves aus, um innerhalb von 60 Sekunden auf Touren zu kommen.

Let's work

1 STEHENDE BUTTERFLYS

→ Sie stehen aufrecht, die Beine sind schulterweit gegrätscht. In beiden Händen halten Sie jeweils eine Kurzhantel. Heben Sie nun das Gewicht seitlich bis auf Schulterhöhe an.

→ Beugen Sie in dieser Position Ihre Ellbogen im rechten Winkel, und zwar so, dass die Oberarme parallel zum Boden sind und die Unterarme nach oben zeigen. Ihre Arme befinden sich jetzt in der so genannten U-Halte.

→ Nun führen Sie Ihre Arme in einer Halbkreisbewegung kraftvoll vor dem Oberkörper zusammen. Achten Sie darauf, dass Sie die Oberarme dabei stets waagerecht halten und dass Ihre Unterarme während des gesamten Bewegungsablaufs angewinkelt bleiben.

→ Kurz bevor die Hanteln vor dem Körper zusammentreffen, spannen Sie die Brustmuskulatur noch einmal ganz bewusst an, dann erst werden die Arme wieder in der gleichen Bewegung in die Ausgangsposition zurückgeführt.

→ 2–3 Sätze à 10–15 Wiederholungen.

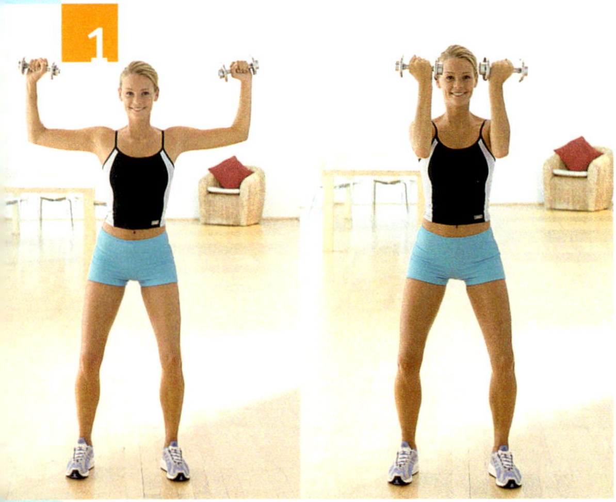

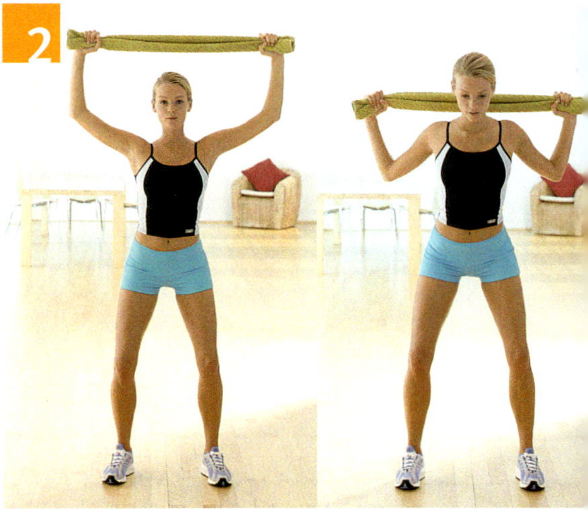

3

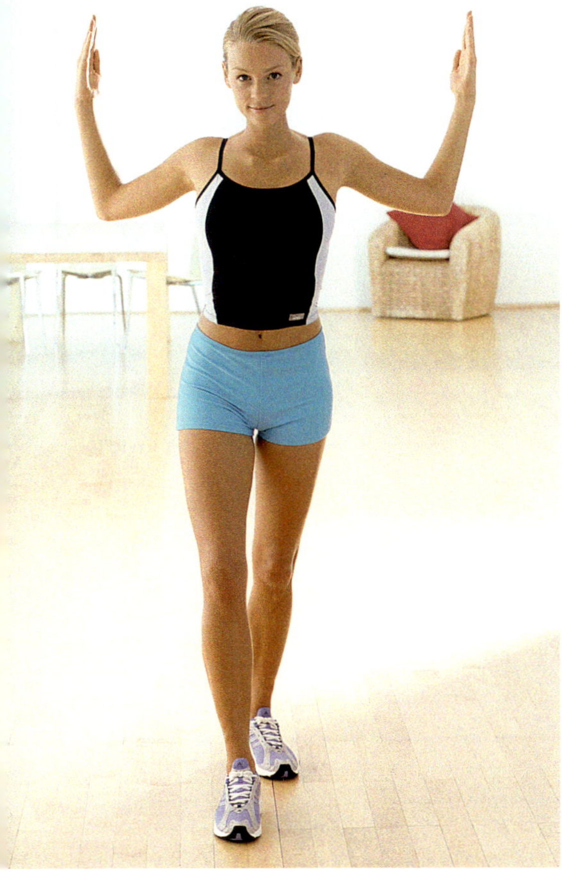

Achtung: Alle Bewegungen ohne Schwung ausführen. Sie sollten an jedem Punkt der Bewegung auf ein Signal hin sofort stoppen können.

2 SOFT-KLIMMZUG

→ Stellen Sie sich mit hüftbreit geöffneten Beinen aufrecht hin und strecken Sie Ihre Arme nach oben aus. In beiden Händen halten Sie in schulterbreitem Griff die Enden eines zusammengerollten Handtuchs.

→ Ziehen Sie nun das Handtuch so fest Sie können nach beiden Seiten auseinander. Während Sie diese maximale Spannung halten, ziehen Sie das straff gespannte Handtuch hinter dem Nacken nach unten, wobei Sie langsam ausatmen. Die Ellbogen bewegen Sie dabei hinter den Körper und die Schulterblätter bewegen sich aufeinander zu. Nehmen Sie ganz bewusst die Spannung im oberen Rücken wahr.

→ Strecken Sie die Arme wieder nach oben aus, ohne jedoch die Spannung ganz aufzulösen. Atmen Sie nun ein.

→ 2–3 Sätze à 10–15 Wiederholungen.

TIPP

Machen Sie immer wieder einmal einen kurzen Haltungs-Check, denn bei dieser Übung ist die vollständige Körperspannung besonders wichtig: Ist Ihre Bauchmuskulatur angespannt? Das Brustbein angehoben? O.K.? Perfekt! Aber vergessen Sie das Atmen nicht.

Let's stretch

3 BRUSTSTRETCH

→ Strecken Sie zunächst die Arme in Brusthöhe gerade zu beiden Seiten aus, dann winkeln Sie die Unterarme leicht schräg nach oben an. Die Handflächen zeigen zum Körper. Spannen Sie die Muskeln am Rücken bewusst an – von der Lendenwirbelsäule bis zum Nacken.

→ Jetzt beide Ellbogen nach hinten ziehen, dabei die Schulterblätter so weit wie möglich zusammenführen. Versuchen Sie außerdem, während der Dehnung die Schultern nach unten zu ziehen.

→ Die Dehnung 10–15 Sekunden lang halten und 1- bis 2-mal wiederholen.

TIPP

Um den Bruststretch weiter zu intensivieren, stellen Sie sich in eine Tür. Winkeln Sie die Ellbogen um 90 Grad an und neigen Sie sich leicht nach vorn, während Ihre Hände gegen den Türrahmen drücken.

8-Minuten-Fitness im Biorhythmus

Eule oder früher Vogel: Welcher Fitness-Typ sind Sie? Können Sie es morgens kaum erwarten, aus den Federn zu springen? Dann zählen Sie eindeutig zu den Frühsporttypen. Kommen Sie als Nachteule dagegen erst am frühen Abend wieder in Schwung, sollten Sie besser zu dieser Zeit trainieren. Jeder Mensch hat einen natürlichen Grundrhythmus, ein Wechselspiel von Power- und Ruhephasen. Praktisch alle Körperfunktionen folgen dieser Bio-Uhr und verändern sich im Tageslauf. Lernen Sie Ihre innere Uhr zu lesen – sie gibt den Trainingstakt vor und sagt Ihnen, wann die Stunde für Ihr Workout geschlagen hat.

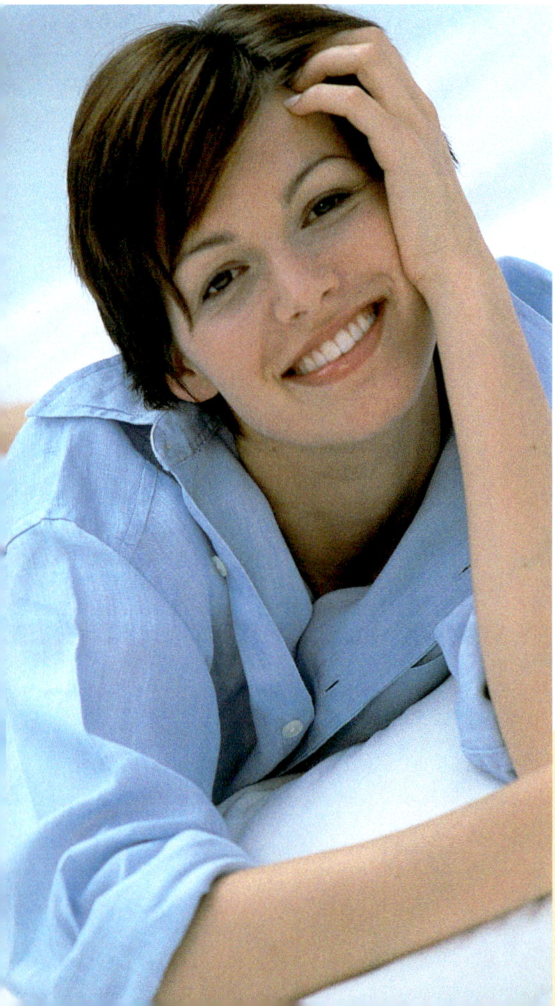

WENIGE REGELN – VIEL GEFÜHL

Da jeder anders tickt, können Empfehlungen für den besten Workout-Zeitpunkt lediglich Richtwerte sein. Medizinisch gesehen ist morgens von 8 bis 10 Uhr und abends von 18 bis 20 Uhr die beste Zeit für sportliche Höchstleistungen. Jetzt erreichen Kraft- und Adrenalinpegel Spitzenwerte. Tatsächlich gibt es eine ganze Reihe guter Gründe für einen Fitness-Quickie am Morgen (siehe Kasten rechts). Auf keinen Fall ist es jedoch empfehlenswert, den Körper kurz vorm Schlafengehen noch einmal zu puschen, das könnte Ihre Nachtruhe empfindlich stören (siehe auch ab Seite 38).
Ansonsten gilt: Horchen Sie in sich hinein! Haben Sie erst einmal Ihre persönliche »Bestzeit« entsprechend Ihrem Tagesrhythmus ermittelt, dann versuchen Sie, innerhalb des 4-Wochen-Programms dieser Zeit treu zu bleiben. Nehmen Sie Ihr Training ernst: Wer »heute irgendwann noch« sein Workout einschieben will, versäumt es meist, tatsächlich anzufangen.
Planen Sie also feste Zeiten für Ihr Training ein, so wie für jeden anderen Termin, der Ihnen wichtig ist. Sie können sich zum Beispiel Ihr 8-Minuten-Workout zur Auflockerung in der Mittagspause gönnen – oder den Fernseher abends 8 Minuten

Begrüßen Sie den Tag mit einem Lächeln – und einem 8-Minuten-Workout. Das gibt Ihnen für die kommenden Stunden Power – egal, ob Sie Langschläfer oder Frühstarter sind.

TIPP

Für eine gute Nacht (siehe auch Seite 39) raffen Sie sich nach dem Abendessen noch mal auf: Ein flotter Spaziergang hält Fett verbrennende Enzyme die ganze Nacht wach. Sie werden also quasi im Schlaf noch schlanker.

später anschalten. Ideal ist es allerdings, wenn Sie morgens einfach ein paar Minuten früher aufstehen – Ihr Körper wird sich nach und nach auf diesen Zusatzkick für den ganzen Tag einstellen.
Trotz der Empfehlung für den frühen Morgen müssen Sie sich nicht sorgen: Sie sollen keinen morgendlichen Kaltstart aus dem Bett heraus hinlegen: Strecken Sie sich nach dem Aufwachen erst einmal ausgiebig und spannen Sie die Muskeln einfach probehalber an. Der Effekt: Sie atmen tief durch – Lunge und Kreislauf kommen wieder in Fahrt, Muskeln und Sehnen werden gedehnt. Anschließend geht es dann entspannt raus aus den Federn und ran an den Speck!

MACHEN SIE RUHIG MAL SO RICHTIG WIND!

Das kennen wir alle: Nach einigen Stunden am Computer überfällt uns das Mittagstief – und die Schultermuskeln sind nach dem Sitzmarathon völlig abgeschlafft.
Sie wollen raus aus der Müdigkeitsfalle? So geht's:

→ Aufrecht hinsetzen, das Brustbein anheben. Jetzt beide Hände auf die Schultern legen: die rechte Hand auf die rechte, die linke auf die linke Schulter. Nun langsam mit den Ellbogen kleine Kreise beschreiben. Erhöhen Sie nach und nach die Geschwindigkeit und vergrößern Sie den Radius der Bewegung, um wirklich so richtig in Schwung zu kommen.

→ Drosseln Sie nach circa 30 Sekunden langsam das Tempo, um ohne Pause die Bewegungsrichtung zu wechseln.

→ Sorgen Sie auf diese Art 3- bis 4-mal in jeder Richtung für Wirbel – schon fühlen Sie sich frisch genug fürs nächste Meeting!

5 Gründe für den Frühstart

Nach dem Aufwachen produziert der Körper jede Menge Wach- und Euphoriehormone, die aktiv und konzentriert machen – die besten Voraussetzungen für einen aktiven Start in den Tag! Und das haben Sie davon:

→ **Frühsport ist ein echter Fettkiller.** Forscher der Harvard-Universität in Boston (USA) fanden heraus, dass die Kohlenhydrat-Speicher der Muskeln morgens fast leer sind, so dass sich Ihr Körper den benötigten Brennstoff besonders gern aus den gespeicherten Fettreserven holt.

→ **Am Morgen haben Sie meist noch Zeit für sich.** Es gibt noch keine Termine, kein Telefonklingeln, keine spontanen Verpflichtungen, die Sie von Ihrem Workout abhalten könnten. Und: Je jünger der Tag, desto weniger Ausreden fallen Ihnen ein. So hat das alte Turnbeutelvergesser-Ego keine Chance, das neue Fitness-Ego auszutricksen.

→ **Wer sein Workout in die Morgenstunden legt,** der verbrennt den ganzen Tag über Fett – ohne jede zusätzliche Anstrengung. Allein die kurze, aber knackige Kardio-Einheit zum Einstieg ins Workout (siehe Seite 19) feuert Kreislauf und Stoffwechsel an und verbrennt Fett. Bereits nach den ersten ein bis zwei Minuten haben Sie 21 Kalorien versportelt. Und wenn Sie dann im Büro am Schreibtisch sitzen, haben Sie bis zu 25 Prozent mehr Kalorien verbrannt, als es ohne morgendliches Workout der Fall gewesen wäre.

→ **Sie tanken durch Bewegung am Morgen** gleich zu Beginn des Tages Kraft und Energie, um Ihre Aufgaben den Tag über aktiv und optimistisch anzugehen. Begründung? Wer die Gunst der frühen Stunde nutzt, wird bereits morgens von seinem Körper mit der Ausschüttung des Happy-Botenstoffs Serotonin und des Kreativitätshormons ACTH belohnt!

→ **Sie halten durch!** Wissenschaftler haben herausgefunden, dass 75 Prozent der Frauen, die am Morgen trainieren, bei der Hantel bleiben. Abends schaffen es dagegen gerade 25 Prozent.

3. Tag

Schöne Schultern & flacher Bauch

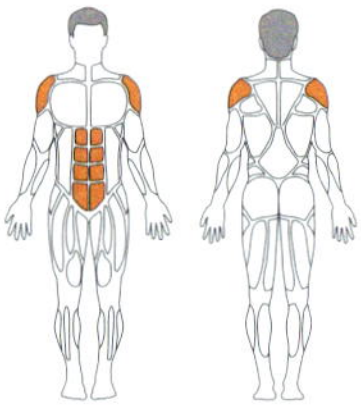

Let's move

Wählen Sie einen der ab Seite 18 vorgestellten Kardio-Moves aus, um innerhalb von 60 Sekunden auf Touren zu kommen.

Let's work

1 SEITHEBEN

→ Gehen Sie in einen leichten Ausfallschritt. Ihr Brustkorb ist angehoben, die Bauchmuskeln sind angespannt. In jeder Hand halten Sie eine Kurzhantel. Halten Sie Ihre leicht angewinkelten Armen in Höhe der Oberschenkel, die Handflächen zeigen nach innen.

→ Heben Sie jetzt die Arme waagerecht bis auf Schulterhöhe an. In der Endposition bilden Handgelenke, Ellbogen und Schultern eine Linie. Die Handflächen zeigen nach unten und Ihre Arme bleiben zunächst immer leicht gebeugt.

→ Anschließend die Arme langsam wieder absenken, dabei bleibt die Schultermuskulatur jedoch ständig unter Spannung.

→ 2–3 Sätze à 10–15 Wiederholungen.

Für Fortgeschrittene: Etwas schwieriger wird's, wenn Sie bei gleicher Übungsausführung die Arme gestreckt lassen.

1

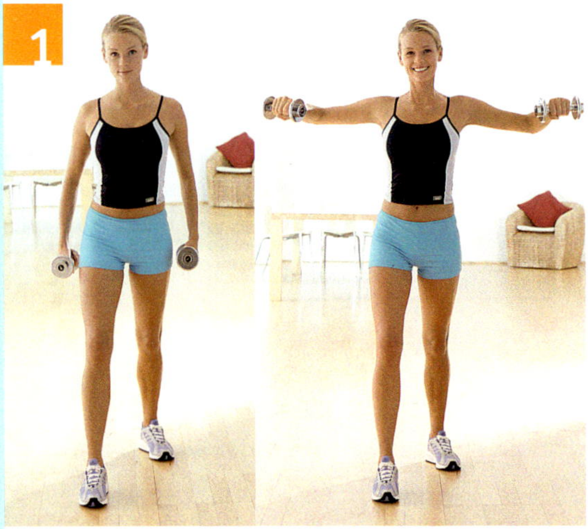

2 CRUNCH – DER KLASSIKER

→ Legen Sie sich mit angewinkelten Beinen bequem auf den Rücken, drücken Sie die Fersen in den Boden. Strecken Sie Ihre Arme seitlich neben dem Oberkörper aus.

→ Spannen Sie nun die Bauchmuskeln an, indem Sie die unteren Rippen in Richtung Beckenknochen bewegen und die Arme in Richtung Waden führen. Dabei bewegt sich Ihr Oberkörper nach oben und nach vorn und Ihre Schulterblätter lösen sich vom Boden. Kopf und Nacken bleiben dabei stets in gleicher Position zum Körper.

→ Kurz halten, dann langsam abrollen und erneut aufrichten.

→ 2–3 Sätze à 15–20 Wiederholungen.

2

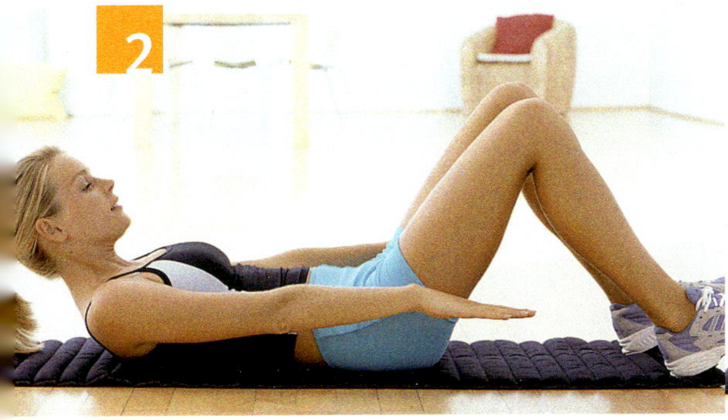

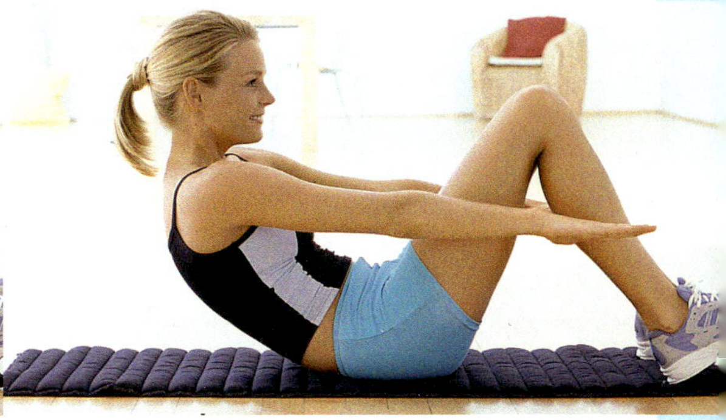

TIPP **Ist die Übung für Ihren Nacken** zu anstrengend? Legen Sie sich auf ein großes Handtuch, fassen Sie die oberen Enden mit den Händen und ziehen Sie diese straff. Jetzt können Sie den Kopf auf dem Tuch ablegen und den Nacken entlasten.

Für Fortgeschrittene: Fast jede Bauchmuskelübung kann durch kleine Haltungsänderungen gesteigert werden, etwa durch die Haltung der Arme: Einsteiger führen die Crunches mit geraden, neben dem Körper ausgestreckten Armen aus. Schwieriger: Mit vor der Brust gekreuzten Armen. Nächste Steigerung: Sie legen die Hände an die Schläfen. Immer noch zu einfach? Dann strecken Sie die Arme hinter dem Kopf aus!

Let's stretch

3 DEHNUNG DER RUMPF-VORDERSEITE

→ Legen Sie sich auf den Rücken und strecken Sie die Arme hinter dem Kopf so weit wie möglich aus. Die Beine sind etwa hüftbreit geöffnet, die Füße fallen locker nach außen.

→ Strecken Sie jetzt Ihren ganzen Körper lang aus. Um eine stärkere Dehnung zu erreichen, können Sie sich ein zusammengerolltes Handtuch unter die Lendenwirbelsäule legen.

→ Dehnung 10–20 Sekunden halten, 1- bis 2-mal wiederholen.

Variante: Halten Sie die Hände so, dass die Handrücken zum Kopf zeigen.

3

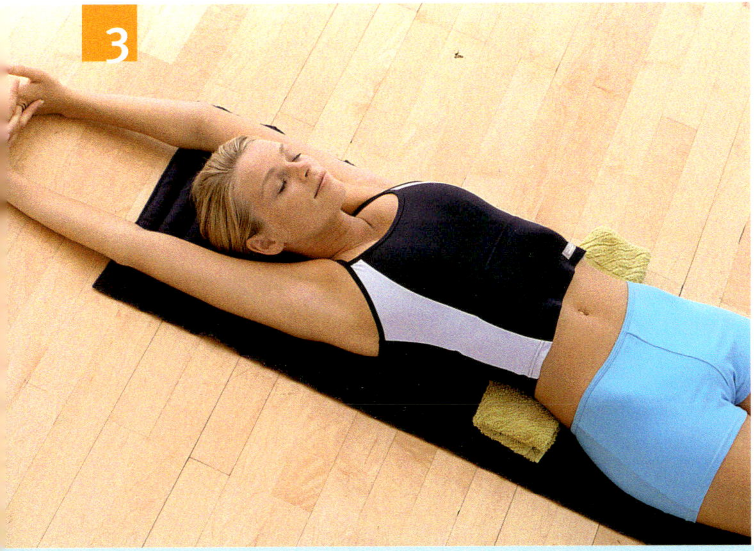

TIPP **Schulen Sie Ihre Körperwahrnehmung** und strecken Sie gleichzeitig das linke Bein sowie den rechten Arm ganz lang aus. So stretchen Sie außerdem sanft die seitliche Rumpfmuskulatur. Anschließend wechseln Sie die Seiten.

Warm-up-Varianten mit Seil & Box-Handschuh

Die coole Art, sich aufzuwärmen: Wenn Sie mehr Abwechslung in Ihr Warm-up (siehe ab Seite 18) bringen möchten, versuchen Sie es doch mal mit Seilspringen oder Fitness-Boxen.
Auch wenn Sie sich vielleicht das letzte Mal in Kindertagen am Seil versucht haben, werden Sie sehen: Schon bald klappt es ganz locker. Und Boxen macht ebenfalls Spaß und ist ein richtiger Power-Cocktail: Fitness für jeden Muskel, vom Nacken bis zu den Hacken! Sie können Ärger und Aggressionen abbauen – und dafür positive Gefühle tanken.

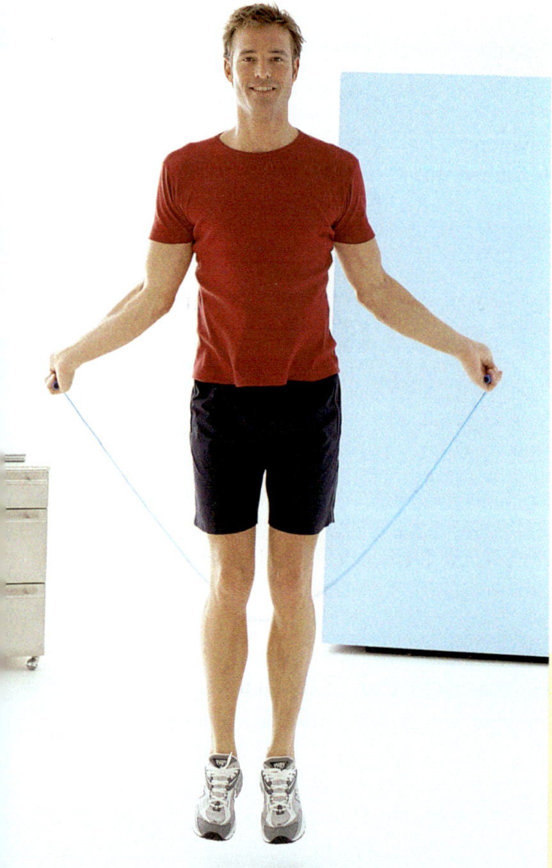

Seilspringen macht Spaß und hält fit – das wissen die meisten noch aus ihrer Kinderzeit.

AUF DEM SPRUNG

Sie mochten Seilspringen schon immer gern? Prima, jetzt heißt der Spaß »Rope-Skipping« und ist wieder voll im Trend. Profis schwören seit langem darauf. Kein Wunder – stets griffbereit und überall einsetzbar, ist das Seil nur schwer zu toppen. Sie fordern dabei vom Zeh bis zur Schulter sämtliche Muskelgruppen, besonders Oberschenkel und Gesäß werden trainiert. Und Sie schulen Ihre Koordination: Wer regelmäßig auf dem Sprung ist, wird in kürzester Zeit gewandter und geschickter.

Basic-Jump

→ Sie stehen aufrecht, die Füße hüftbreit, parallel nebeneinander. Stellen Sie sich mit den Fußspitzen auf die Mitte des – straffen – Sprungseils und führen Sie die Griffe bis unter die Achselhöhlen. Die Ellbogen sind dicht am Körper, Ihre Unterarme zeigen schräg nach außen. Der Winkel zwischen Unter- und Oberarm sollte mindestens 90 Grad betragen. Die Hände sind etwa auf Hüfthöhe, Knie- und Sprunggelenke leicht gebeugt.
→ Schwingen Sie nun das Seil locker aus dem Handgelenk nach vorn, nur beim ersten Anschwung helfen Sie mit einer leichten Kreisbewegung aus den Unterarmen nach. Springen Sie nur so hoch, dass das Seil gerade noch unter Ihren Füßen durchpasst. Das führt dazu, dass Sie nur auf den Fußballen landen. Dabei findet eine leichte Abrollbewegung statt, die Fersen berühren aber nicht den Boden. Um die Stoßbewegung abzufedern, beugen Sie die Knie leicht.
→ Springen Sie etwa 1 bis 2 Minuten lang.

WILLKOMMEN IM FIGHT CLUB

Sportwissenschaftler bestätigen die legendäre Wirksamkeit dieses Workouts: Das so genannte Fitness-Boxen schult Schnelligkeit, Reaktionsvermögen, Flexibilität und Balance. Auch aus der Sicht der Psychologen machen die Trainingszirkel der Faustkämpfer als hervorragendes Stress-Ventil Sinn. Wer die Fäuste fliegen lässt, kann auf gesunde Art Dampf ablassen. Nebenbei sorgt das Training am Punchingball für mehr Selbstsicherheit. Schon nach wenigen Schlägen werden Sie sich besser fühlen: Der Ärger verraucht, Ihr Kopf wird frei, Sie tanken frischen Elan. Also dann: Ring frei zur ersten Runde!

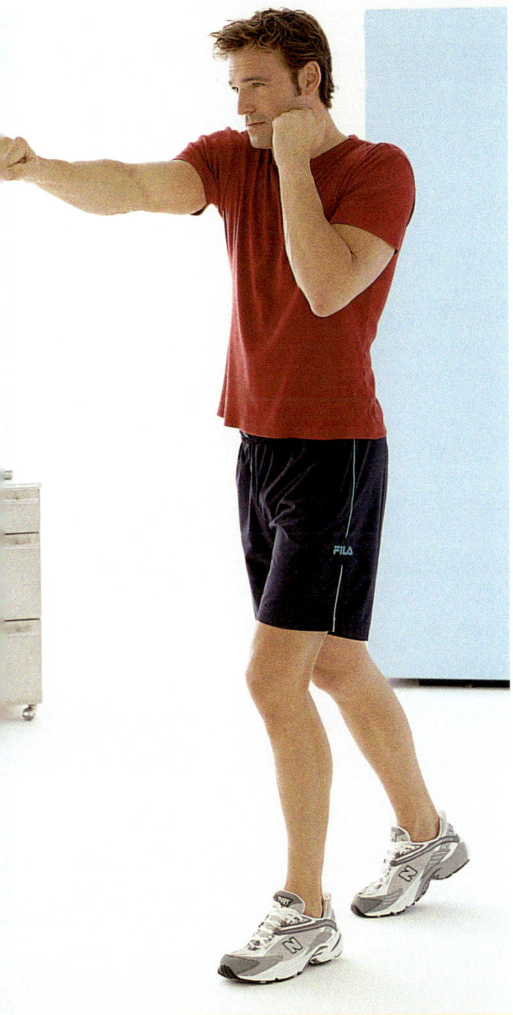

Der Powerpunch fordert alle Muskeln. Setzen Sie nicht nur die Arme, sondern auch Beine und Oberkörper aktiv mit ein.

Schattenboxen als Warm-up

→ Tänzeln Sie zu Beginn mit kleinen Schritten für 2 Minuten wie ein Boxer im Ring. Dann beginnen Sie mit einer Runde Schattenboxen gegen imaginäre Gegner. Weiter ganz leicht und locker tänzeln – Sie sind immer in Bewegung! Lassen Sie sich immer wieder neue Schlagkombinationen einfallen, um Ihr Körperbewusstsein und das Reaktionsvermögen kontinuierlich weiter auszubauen. Schritte, Schläge und Tritte gehen allmählich in eine fließende Bewegung über und bringen so Ihren Körper in Fahrt. Denken Sie daran, dass auch der Schattenboxer einen Gegner vor sich hat, also vernachlässigen Sie die Deckung nicht.

→ Haben Sie etwas mehr Zeit? Dann halten Sie ruhig 3 Minuten durch. Variieren Sie Geschwindigkeit der Beine und Schlagfrequenz möglichst oft. Es darf ruhig etwas anstrengend sein: Mit Musik von der Lieblings-CD laufen Sie bestimmt zur Hochform auf!

Powerpunch

→ In der Ausgangsposition halten Sie die Fäuste auf Höhe der Wangenknochen vors Gesicht. Kopf, Nacken und Rücken bilden eine gerade Linie. Verteilen Sie Ihr Körpergewicht gleichmäßig auf beide Füße, verlagern Sie es möglichst auf die Ballen. Die Knie bleiben immer ein wenig angewinkelt. Als Rechtshänder stellen Sie in der Ausgangsposition den linken Fuß um eine Fußlänge nach vorn.

→ Nun drehen Sie die Hüfte nach vorn zur linken Seite. Die rechte Ferse heben Sie leicht an. Gleichzeitig schießt die rechte Faust nach vorn. Drehen Sie die Faust dabei so, dass der Handrücken in der Endposition nach oben zeigt. Das Ellbogengelenk nicht vollständig strecken. Die Kraft für den Schlag soll vor allem aus Beinen und Hüften kommen.

→ Halten Sie wenigstens 1 Minute durch.

4. Tag

Bizeps, Trizeps – Arme in Bestform

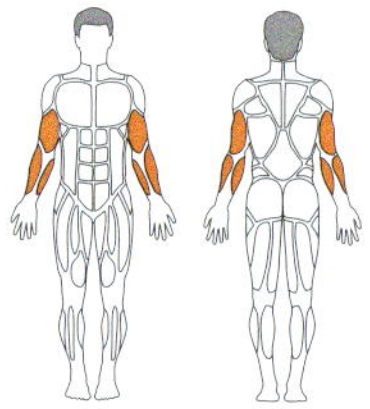

Let's move:

Wählen Sie einen der ab Seite 18 vorgestellten Kardio-Moves aus, um innerhalb von 60 Sekunden auf Touren zu kommen.

Let's work

1 KONZENTRATIONSCURLS

→ Setzen Sie sich auf die vordere Kante eines Stuhles. Ihre Beine sind dabei etwas mehr als hüftbreit auseinander. Halten Sie den Oberkörper gerade, während Sie sich etwas nach vorn lehnen. Kopf, Hals und Rucken bleiben dabei auf einer Linie. Stützen Sie sich mit der linken Hand auf dem linken Oberschenkel ab.

→ Fixieren Sie den rechten Arm, indem Sie die Außenseite des Ellbogens oberhalb des Knies an die Innenseite Ihres rechten Oberschenkels legen. Lassen Sie den rechten Arm zunächst locker nach unten hängen.

→ Ohne die Position des Oberarms zu verändern, beugen Sie jetzt den Ellbogen und führen die Hantel konzentriert nach oben bis auf Höhe Ihres Schlüsselbeins. Anschließend langsam absenken und wiederholen. Seite wechseln.

→ Mit jedem Arm 2–3 Sätze à 10–15 Wiederholungen.

Achtung: Knicken Sie die Handgelenke niemals ab – sie bilden während der gesamten Übung eine gerade Linie mit den Unterarmen.

Für Fortgeschrittene: Bei dieser Übungsvariante können Sie ohne Verletzungsgefahr Ihren Bizeps richtig auspowern. Führen Sie den Satz zunächst so lange aus, bis keine weitere Wiederholung mehr möglich ist, dann lösen Sie die linke Hand vom Oberschenkel und unterstützen Ihren rechten Bizeps mit der Hand für weitere zwei bis drei Wiederholungen.

1

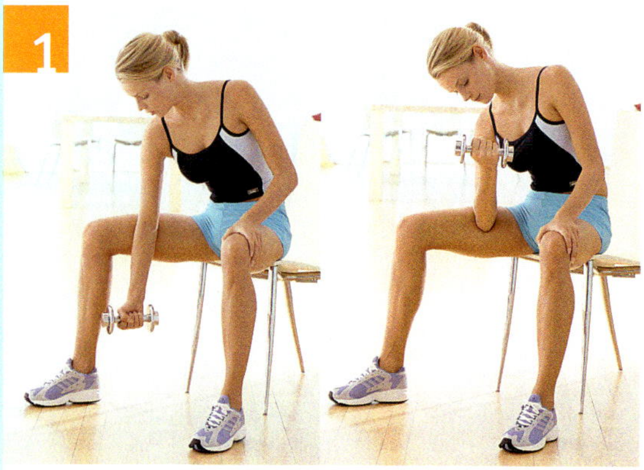

2 EINARMIGE LIEGESTÜTZE

→ Legen Sie sich auf die Seite, den unteren Arm nach oben um den Bauch gelegt, den oberen vor dem Körper unterhalb des Brustkorbs aufgestützt. Drücken Sie nun den oberen Arm im Ellbogengelenk fast durch. Ihr Oberkörper richtet sich jetzt seitlich auf.

2

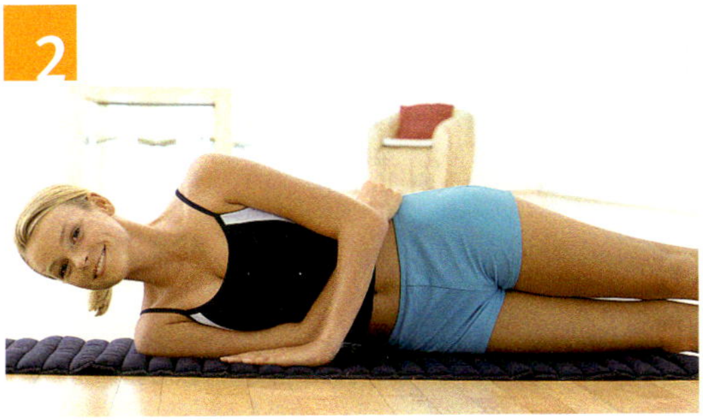

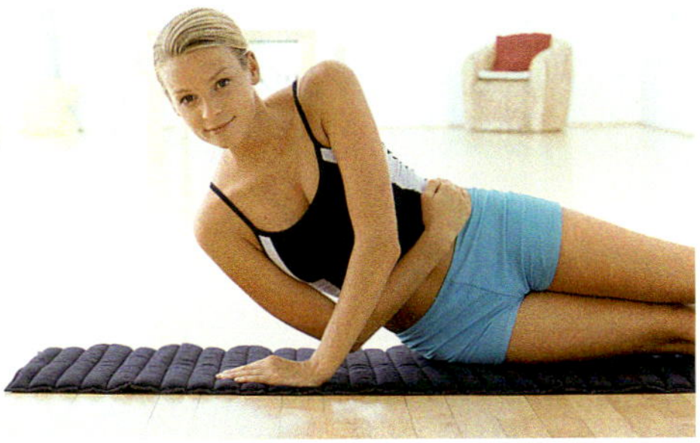

→ Langsam wieder absenken, aber nicht ganz – die Spannung im Oberarm muss bestehen bleiben. Dann nochmals nach oben drücken, um nach dem Durchgang die Seite zu wechseln.

→ Pro Seite 2–3 Sätze à 10–15 Wiederholungen.

Gut zu wissen: Muskeln machen nicht nur stark, sondern auch schlank. Sie sind sozusagen das »Make-up unter der Haut« – das gilt für Männer und Frauen gleichermaßen!

Let's stretch

3 TRIZEPS–DEHNUNG

→ Sie stehen aufrecht und legen einen Arm angewinkelt so weit wie möglich hinter den Kopf. Drücken Sie nun mit der anderen Hand den Ellbogen vorsichtig nach unten.

→ Intensivieren Sie die Dehnung, indem Sie mit dem Kopf nach hinten gegen den Arm drücken!

→ Langsam die Spannung lösen und dann die Seiten wechseln.

→ Die Dehnung 10–15 Sekunden lang halten und 1- bis 2-mal wiederholen.

3

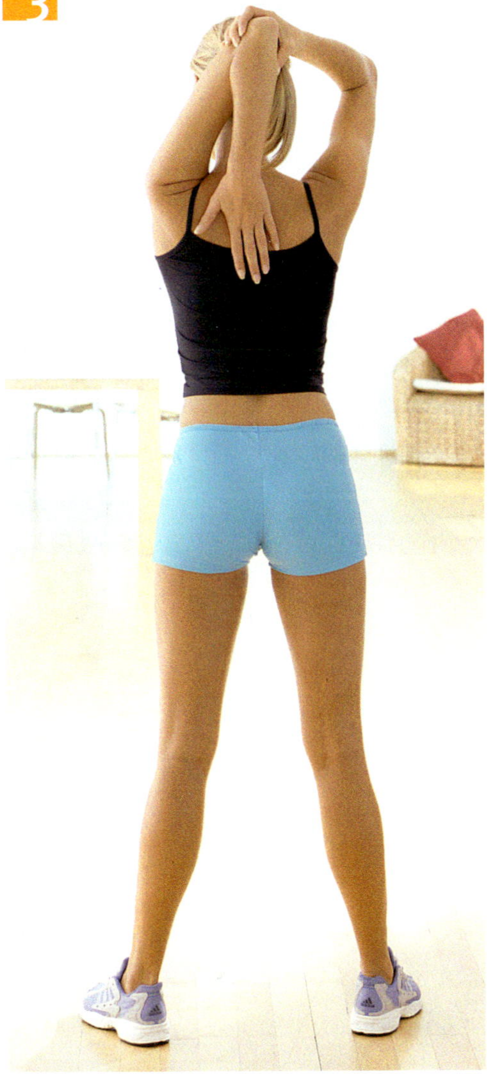

TIPP

Bequemer geht es nicht: Wer zu Hause trainiert, ist nicht an Öffnungszeiten von Studios gebunden, muss keine Sporttasche packen und spart außerdem Mitgliedsgebühren.

Bewegt im Alltag:
8 Tipps fürs rege Leben

Ihr neues Motto: Kein Tag mehr ohne ein Plus an Bewegung!

1 Auf eigenen Füßen

Sie wissen es längst: Kurze Strecken sollten Sie besser auf Schusters Rappen zurücklegen als mit Auto, Bus oder Bahn.

Wenn Sie Ihren Tag kurz Revue passieren lassen, fallen Ihnen sicher einige Gelegenheiten ein, bei denen Sie Ihren Körper zwischendurch auch ohne Jogginganzug in Schwung bringen können. Setzen Sie dieses Wissen auch tatsächlich um: Joggen, bladen oder radeln Sie ins Büro. Zu aufwendig? Gut, dann steigen Sie stattdessen einfach eine oder zwei Stationen früher aus der U-Bahn oder dem Bus aus und laufen das restliche Stück.

2 Move it baby

Bleiben Sie immer in Bewegung. Dabei spielt es keine Rolle, ob Sie mit entspanntem Fußwippen den richtigen Arbeitsrhythmus vorgeben oder lässig mit den Fingern schnippen. Über den Tag verteilt können diese kleinen Bewegungen den Kalorienverbrauch um bis zu 20 Prozent steigern.

Und mit isometrischen Übungen geht es besonders diskret, denn das sind Muskelbewegungen, von denen die anderen gar nichts mitbekommen. Ob beim Telefonieren oder in Konferenzen: Einfach den Po fünf Sekunden lang anspannen, locker lassen, anspannen ... 10- bis 15-mal wiederholen.

3 Raus aus der Kantine

Büro, Kantine, Kaffeeecke, Büro – sieht so Ihre Runde in der Mittagspause aus? Nehmen Sie sich doch ruhig einmal eine Viertelstunde Zeit, um spazieren zu gehen. So können Sie eher abschalten, und Ihrer Figur tut es auch gut.

4 Nehmen Sie es persönlich

Dank Telefon, Fax und E-Mail müssen wir uns nicht mehr vom Schreibtisch wegbewegen, um mit der Welt in Kontakt zu bleiben. Macht Sinn, wenn wir den Geschäftspartner in Übersee erreichen wollen. Aber müssen Sie wirklich eine E-Mail ins Nachbarbüro schicken? Gehen Sie doch einfach mal rüber – und wenn die nette Kollegin ein Stockwerk höher sitzt, umso besser: ein plus für Sozialkontakte und Ihre Fitness gleichermaßen.

5 Beginnen Sie den Aufstieg

Sie sind unzufrieden mit Ihrer Kondition, nehmen aber trotzdem den Lift? Treppensteigen sorgt für den kleinen Konditionsschub zwischendurch. Abgesehen davon bekommen Aufsteiger ein optimales Bein- und Po-Workout, bei dem in einer Viertelstunde ganze 144 Kalorien verbrannt werden. In Zukunft heißt es also im Treppenhaus: Tempo machen! Lassen Sie keine Stufe aus, um so richtig auf Touren zu kommen. Treppab sollten Sie allerdings die Drehzahl drosseln, um die Kniegelenke nicht zu stark zu belasten.

6 Für eine starke Mitte

Im Auto, am Schreibtisch oder an der Supermarktkasse: Einfach ab und zu den Bauch in Richtung Wirbelsäule einziehen! Atmen Sie dabei ruhig weiter und versuchen Sie, die Spannung etwa eine Minute zu halten.

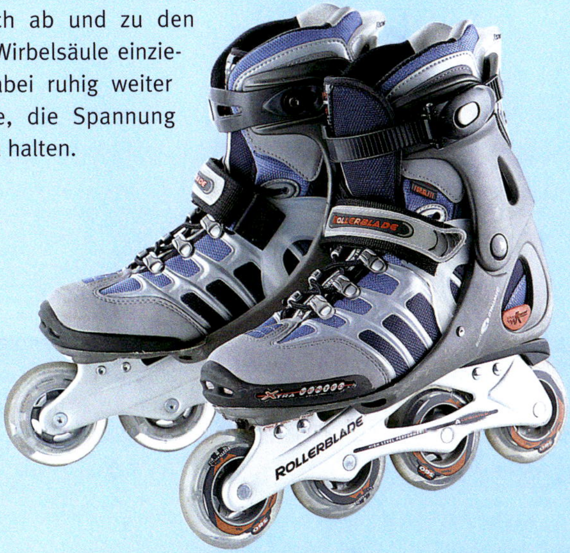

7 Dancing Queen

Sonntagnachmittag, Sie haben ausgeschlafen und sind gerade so richtig entspannt. Könnte eigentlich nicht besser sein? Doch! Legen Sie einfach mal eine Lieblings-CD ein und starten Sie Ihre eigene Party. Je länger, desto besser. Um so richtig in Schwung zu kommen, immer die Arme mitbewegen. Das puscht den Kreislauf und rundet Ihr Wochenende schwungvoll ab. Tipp: Sollten die Nachbarn Ihren Musikgeschmack nicht teilen, entspannen Infrarotkopfhörer das Klima.

8 Gönnen Sie sich Werbepausen

Im Schnitt läuft der Fernseher jeden Tag etwa vier Stunden. Nutzen Sie diese Zeit, um weiter an Ihrer Bestform zu arbeiten: Schieben Sie in den Werbepausen immer wieder einige Übungen aus Ihrem 8-Minuten-Programm ein. In knapp 30 Minuten Werbung verbrennen Sie 200 Kalorien und bauen gleichzeitig straffe Muskeln auf.

5. Tag

Schöne Beine – knackiger Po

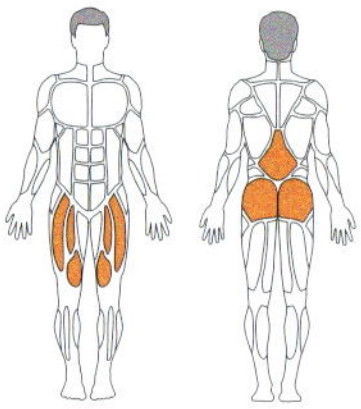

Let's move

Wählen Sie einen der ab Seite 18 vorgestellten Kardio-Moves aus, um innerhalb von 60 Sekunden auf Touren zu kommen.

Let's work

1 BEINKICKS IM SITZEN

→ Auf die Matte setzen und den Oberkörper mit leicht angewinkelten Armen nach hinten abstützen. Beide Füße stehen auf dem Boden.

→ Jetzt ein Bein einige Zentimeter über den Boden heben und das Bein möglichst gerade ausstrecken. Ideal ist es, wenn beide Knie in der Endposition auf einer Höhe sind und Sie die Spannung Ihrer Muskeln im Kniebereich deutlich spüren. Diese Position kurz halten, dann langsam wieder absenken, ohne den Boden zu berühren.

→ Achten Sie darauf, dass der Rücken während der gesamten Übung möglichst gerade bleibt.

→ 2–3 Sätze à 15–20 Wiederholungen.

Für Fortgeschrittene: Führen Sie die Beinkicks nun stehend aus!

→ Aus hüftweitem Stand heben Sie das rechte Bein. Zur Unterstützung umfassen beide Hände den Oberschenkel, der sich in der Waagerechten befindet. Das Standbein ist leicht gebeugt, der Oberkörper etwas zurückgelehnt.

→ Nun das rechte Bein so gerade wie möglich ausstrecken, der Fuß bleibt ganz locker.

→ 15- bis 20-mal wiederholen, dann dasselbe mit dem anderen Bein.

1

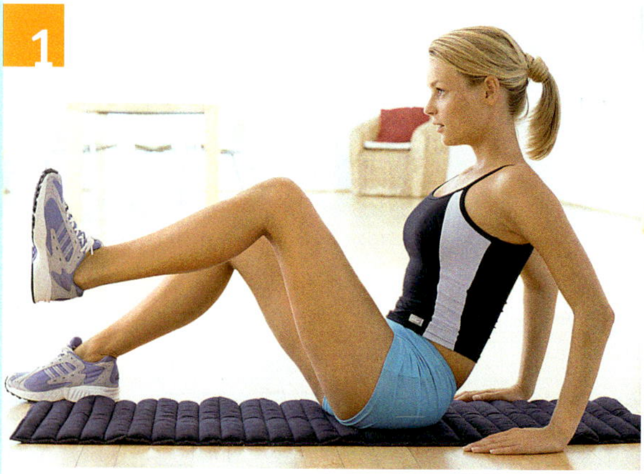

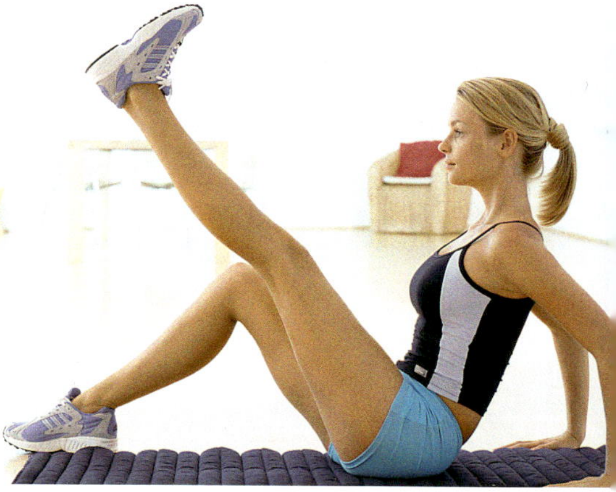

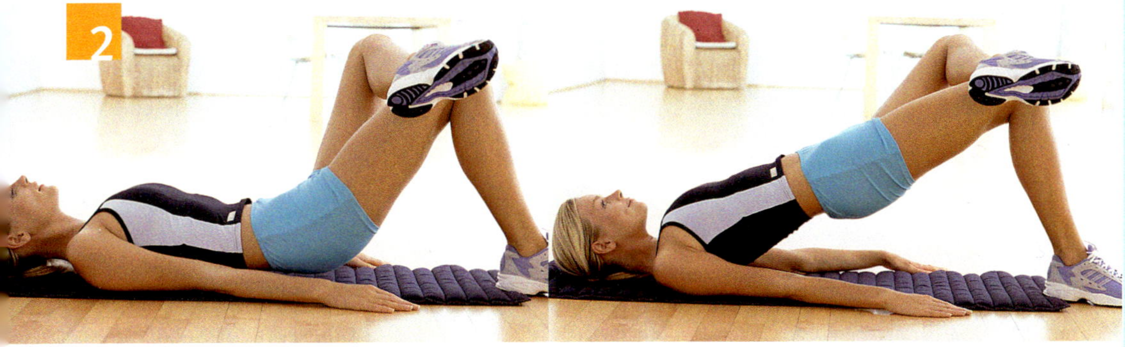

2 PO-LIFT

➔ Legen Sie sich auf den Rücken. Die Arme liegen seitlich neben dem Körper, die Hände sind flach auf den Boden gepresst. Ihre Knie sind in einem Winkel von 90 Grad gebeugt. Heben Sie den linken Fuß und legen Sie den Knöchel auf das rechte Knie. Rücken- und Bauchmuskeln anspannen.

➔ Jetzt heben Sie langsam die Hüften und den unteren Rücken mit fest angespannter Gesäßmuskulatur 10 bis 20 Zentimeter über den Boden. Keiner der beiden Beckenknochen darf während der Übung absinken.

➔ Einen ruhigen Atemzug lang halten, dann mit gleicher Geschwindigkeit absenken, ohne das Becken auf den Boden aufzusetzen. Dann wieder anheben. Achtung: Überstrecken Sie die Hüfte auf keinen Fall, es darf kein Hohlkreuz entstehen. Wenn Sie weniger als 10 Wiederholungen schaffen, stellen Sie anfangs beide Beine auf.

➔ Anschließend die Seiten wechseln.

➔ Pro Seite 2–3 Sätze à 15–20 Wiederholungen.

Für Fortgeschrittene: Stellen Sie wieder ein Bein auf, das andere gerade nach vorn strecken.

➔ Nun aus dieser Position heraus das Becken heben und senken.

➔ 2–3 Sätze à 10–20 Wiederholungen.

Let's stretch

3 BEINSTRECKER-DEHNUNG

➔ Gehen Sie in Seitenlage, der angewinkelte Arm stützt den Kopf, das untere Bein ist leicht nach hinten abgewinkelt.

➔ Jetzt umfassen Sie mit der oberen Hand das Fußgelenk des oberen Beins und ziehen es sanft nach hinten in Richtung Po. Spannen Sie dabei den Bauch an und halten Sie den Rücken gerade. Den Oberkörper dabei nicht seitlich drehen.

➔ Dasselbe zur anderen Seite.

➔ Die Dehnung auf jeder Seite 10–15 Sekunden lang halten und 1- bis 2-mal wiederholen.

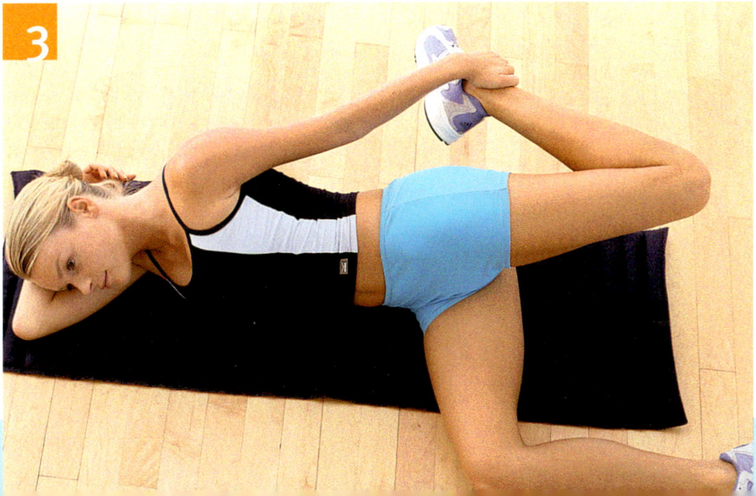

Ihr Büro-Workout – fit im Job

Eisennacken und bretthharter Rücken – das kennen Sie bestimmt auch! Nach einigen Stunden auf dem Bürostuhl zwickt es im Nacken, der Rücken tut weh, die Beine werden schwer und die Kreativität verabschiedet sich. Unser Körper ist eben einfach nicht dafür gemacht, den ganzen Tag am Schreibtisch zu sitzen! Hinzu kommt der übliche Alltagsstress: Die S-Bahn kommt zu spät, der Computer stürzt ständig ab und die Präsentation muss bis zum Mittag noch fertig werden. Solche Situationen drücken auf die Stimmung – und auch die Körperhaltung leidet sichtlich darunter.

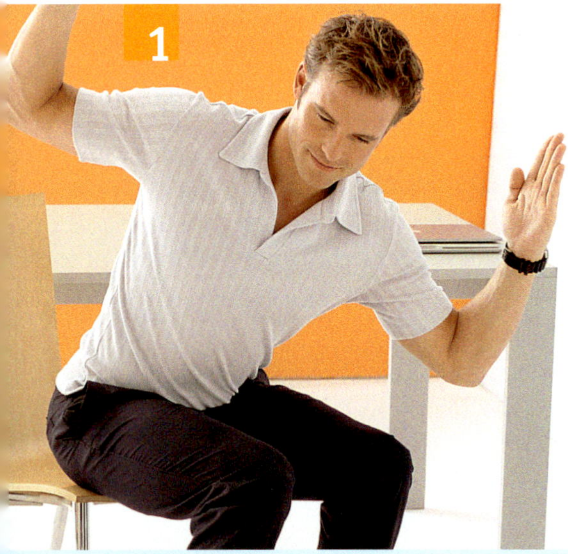

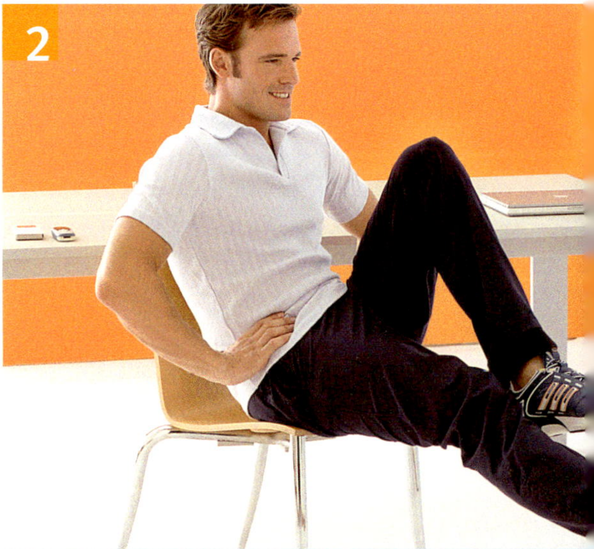

Schnell fit im Büro

Das Überlebenstraining für Schreibtischtäter!

1 BEWEISEN SIE RÜCKGRAT

→ Sie sitzen aufrecht, den Bauch angespannt. Nun mit geradem Rücken nach vorn beugen.
→ Die Arme so nach außen und oben ziehen, dass der Ellbogen einen 90-Grad-Winkel bildet.
→ Ellbogen und Schulterblätter fest zusammenziehen, den Oberkörper langsam möglichst weit nach links und rechts bewegen.
→ 2 Sätze mit 12–15 Wiederholungen à 6 Sekunden.

2 FÜR EINEN FLACHEN BAUCH

→ Setzen Sie sich auf die vordere Stuhlkante. Jetzt die Beine anheben, den Oberkörper nach hinten lehnen. Dabei nicht die Hände benutzen.
→ Später können Sie die Übung intensivieren, indem Sie in der Luft Radfahren oder die Beine überkreuzen.
→ Die Position 10–15 Sekunden lang halten, 1-mal wiederholen.

EIN GUTER TIPP: SITZ GERADE!

Erste Hilfe gegen eine traurige »Büro-Figur« schaffen Sie durch das so genannte aktive Sitzen. Faustregel: Stellen Sie die Höhe Ihres Stuhls immer so ein, dass Unter- und Oberschenkel einen rechten Winkel bilden.

Optimal ist eine möglichst aufrechte Sitzposition. Heben Sie dafür das Brustbein an und ziehen Sie die Schultern nach hinten und unten. Auch wichtig: Verändern Sie im Laufe des Arbeitstages in regelmäßigen Abständen bewusst Ihre Körperposition und achten Sie zwischendurch immer wieder auf Ihre Haltung.

Versuchen Sie, sich so oft wie möglich kleine Bewegungspausen einzurichten: Telefonieren Sie beispielsweise für eine Weile im Stehen, gehen Sie dabei etwas auf und ab – das gibt zusätzliche Fitness-Pluspunkte (siehe auch ab Seite 31). Legen Sie den Hörer zwischendurch auch mal neben das Telefon und gönnen Sie sich 8 Minuten Fitness mit dem Büro-Workout. Das kleine Programm entspannt, macht müde Muskeln munter und regt so neben der Durchblutung auch die Leistungsfähigkeit der kleinen grauen Zellen wieder an. Und: Es enthält nur Übungen, die Sie problemlos an jedem Arbeitsplatz ausführen können.

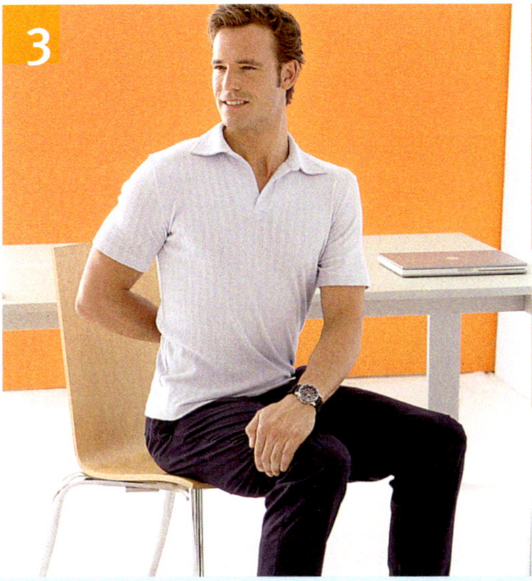

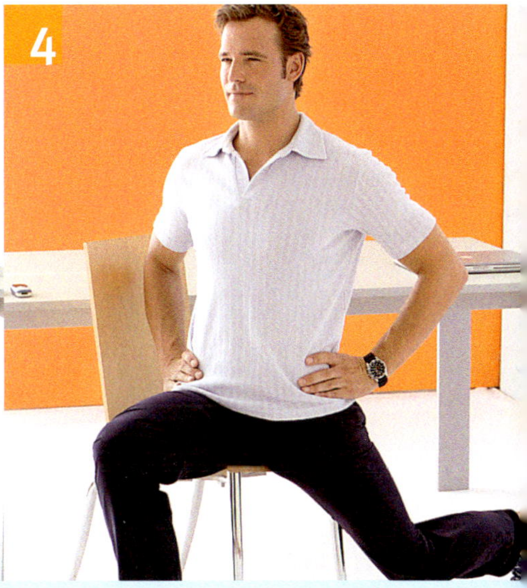

3 GESCHMEIDIGER RÜCKEN

→ Spannen Sie auf dem Stuhl sitzend Po und Bauchmuskeln an. Richten Sie nun Ihr Brustbein auf und strecken Sie dabei den Rücken möglichst lang und ganz gerade.

→ Jetzt legen Sie den linken Arm auf den Rücken. Die rechte Hand umgreift den linken Oberschenkel und zieht die rechte Schulter möglichst weit mit nach links. Drehen Sie den Kopf und den Schultergürtel möglichst weit mit ein.

→ 10–15 Sekunden halten, dann die Seite wechseln. Jede Seite 2-mal dehnen.

4 HÜFTMUSKULATUR DEHNEN

→ Setzen Sie sich mit aufrechtem Oberkörper seitlich auf den Stuhl, so dass Sie ein Bein vor der Sitzfläche nach hinten ausstrecken können.

→ Nun das Becken nach hinten kippen. Ihr Bauchnabel müsste sich dabei ebenfalls nach hinten bewegen. Schieben Sie jetzt den Stuhl langsam etwas nach vorn, bis Sie eine Dehnung in der Innenseite des äußeren Oberschenkels spüren.

→ 10–15 Sekunden halten, dann die Seite wechseln. Jede Seite 2-mal dehnen.

6. Tag

Workout-Quickie für Brust & Rücken

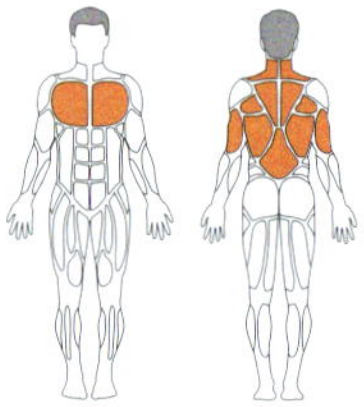

Let's move

Wählen Sie einen der ab Seite 18 vorgestellten Kardio-Moves aus, um innerhalb von 60 Sekunden auf Touren zu kommen.

Let's work

1 KURZHANTELDRÜCKEN

→ Legen Sie sich in Rückenlage auf eine Matte. In jeder Hand halten Sie eine Kurzhantel. Winkeln Sie nun Ihre Beine an, die Füße sind auf dem Boden abgestellt.

→ Sollte diese Position fur Sie zunachst etwas unbequem sein, dann könnten Sie Kopf, Nacken und Schultergürtel mit einem Kissen oder einem zusammengerollten Handtuch abstützen und so bequemer lagern.

→ In der Startposition sind Ihre Arme etwa auf Brusthöhe in einem 90-Grad-Winkel gebeugt, die Handflächen zeigen nach vorn. Nun drücken Sie die Gewichte in einem Bogen nach oben und führen sie zur Brustmitte zusammen. Drehen Sie die Handgelenke dabei so, dass am Ende der Bewegung die Handflächen zueinander zeigen. Die Ellbogen bleiben auch in der Endposition stets leicht gebeugt.

→ Kontrollieren Sie die Bewegung – die Hanteln sollten nicht zusammenstoßen. Senken Sie die Kurzhanteln dann langsam wieder ab und wiederholen Sie das Ganze.

→ 2–3 Sätze à 10–15 Wiederholungen.

Für Fortgeschrittene: Besonders effektiv wird die Übung, wenn Sie die Brustmuskulatur zusätzlich bewusst anspannen.

1

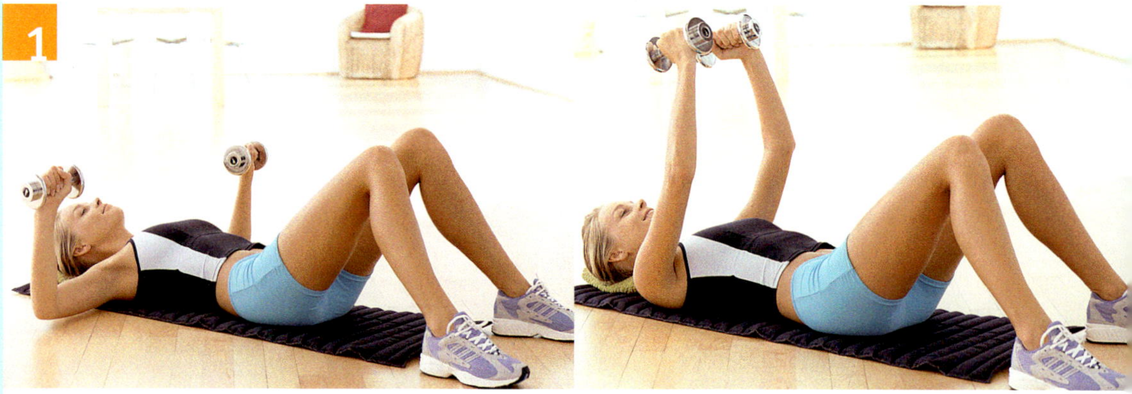

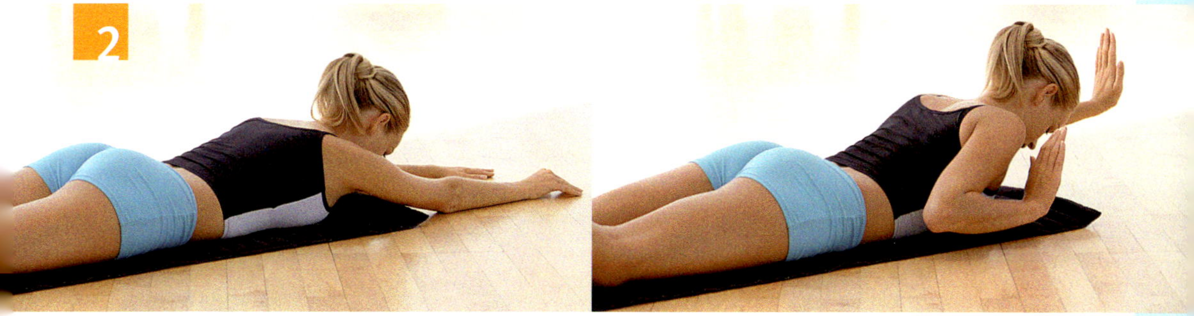

TIPP

Das Lat-Ziehen stärkt vor allem die Muskeln entlang der Wirbelsäule und hilft so, Rückenbeschwerden vorzubeugen.

2 LIEGENDES LAT-ZIEHEN

→ In Bauchlage Fußspitzen in den Boden drücken, Po und Bauch anspannen. Der Kopf ist leicht gehoben, bleibt aber stets in einer Linie mit der Wirbelsäule, der Blick geht nach unten. Arme nach vorn ausstrecken, dann auf dem Boden ablegen.

→ Nun Arme heben und abwechselnd nach vorn strecken. Während Sie einen Arm strecken, bewegen Sie den anderen mit dem Ellbogen in Richtung Rippen. Halten Sie den Rumpf die ganze Zeit angehoben. Den Oberkörper dabei nicht zu weit aufrichten, Kopf nicht in den Nacken drücken.

→ Konzentrieren Sie sich auf die Zugbewegung und stellen Sie sich vor, wie Sie ein schweres Gewicht zu sich heranziehen.

→ Pro Seite 2–3 Sätze à 10–15 Wiederholungen.

Für Fortgeschrittene: Benutzen Sie zusätzlich Hanteln. Oft reicht schon die Hantelstange ohne Gewichte aus, um die Übung zu intensivieren.

Let's stretch

3 SEITDEHNEN IM SITZEN

→ Sie sitzen im Schneidersitz am Boden. Strecken Sie das rechte Bein seitlich aus, das Knie zeigt nach oben. Die rechte Hand auf dem rechten Bein ablegen und den linken Arm nach oben ausstrecken. Der Bauch bleibt die ganze Zeit angespannt.

→ Beugen Sie jetzt den Oberkörper langsam zum rechten Bein. Bewegen Sie den linken Arm mit und strecken Sie ihn ganz lang nach rechts aus.

→ Dehnen Sie sich mit jedem Atemzug etwas mehr. Langsam wieder aufrichten, Seite wechseln.

→ Dehnung auf jeder Seite 10–15 Sekunden lang halten, 1- bis 2-mal wiederholen.

3

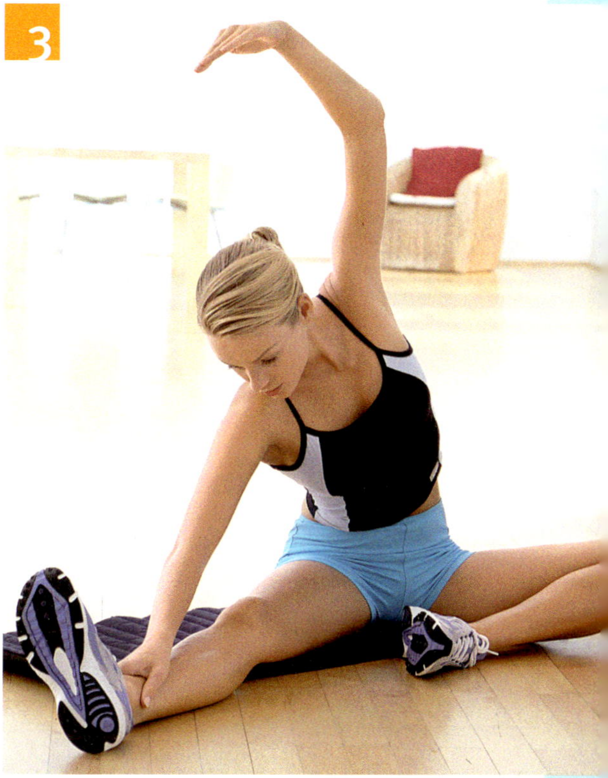

Ruhiger Schlaf – der traumhafte Fitmacher

Gut geschlafen letzte Nacht? Gleich nachdem das Licht ausgeknipst war, sind Sie in wohligen Schlummer gesunken? Oder war auch 30 Minuten nach dem Zubettgehen noch kein Schlaf in Sicht? Das geht leider vielen so! Dabei ist ausreichende Nachtruhe genauso wichtig wie Essen, Trinken oder Bewegung. Wenn sich die unruhigen Nächte häufen, hindert Sie bald allein die Angst vor Schlaflosigkeit am Einschlafen. Und nach einiger Zeit baut Ihr Körper ein Schlafdefizit auf, das sich auch durch das Ausschlafen an freien Tagen oder am Wochenende nicht mehr kompensieren lässt.

WAS IM SCHLAF ALLES PASSIERT

Das Glück, so sagt eine alte Weisheit, ist eine Frage des guten Schlafes. Stimmt! Denn während wir selig träumen, steuern Hormone und Enzyme Wachstum und Reparaturvorgänge im Körper. Kraftreserven werden aufgefüllt, beschädigte Zellen im Gewebe repariert. Das Immunsystem erholt sich von den Strapazen des Tages.

Eine Untersuchung der Universität Chicago hat zudem gezeigt, dass Wenigschläfer mit der Zeit zunehmen. Durch zu wenig Schlaf geraten lebenswichtige Stoffwechselvorgänge aus der Bahn. Die fatale Folge: Der Zuckerstoffwechsel wird gestört, der Körper legt mehr Fettdepots an.

Auch tagsüber trägt Schlafmangel dazu bei, dass wir auf überflüssigen Pfunden sitzen bleiben. Wer sich schlapp und antriebslos fühlt, glaubt, dass ihm Energie fehlt. Und die einfachste Methode, die Energiespeicher aufzufüllen, ist – genau: zu essen.

Schlafenszeit ist keine verlorene Zeit: Sie tanken beim Schlafen körperlich, geistig und mental wieder auf, um für den neuen Tag fit zu sein.

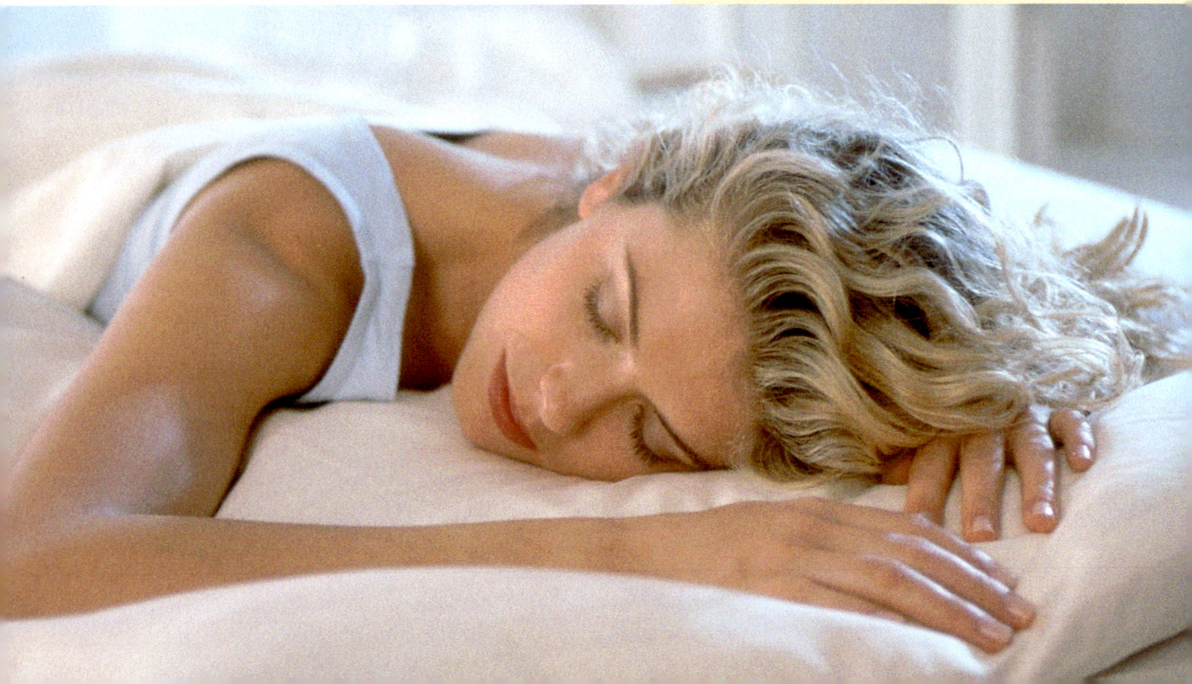

TIPP

Um Ihr Unterbewusstsein von Alltagsärger zu befreien, schreiben Sie sich abends kleine und große Sorgen von der Seele. So können Sie besser abschalten.

WIE VIEL SCHLAF BRAUCHT MAN?

Auf diese Frage gibt es keine allgemein gültige Antwort. Manche kommen gut mit 6 Stunden Schlaf pro Nacht aus, andere brauchen 10 Stunden. Berühmte Kurzschläfer wie Napoleon oder Edison waren sogar mit weniger als 6 Stunden zufrieden. Jeder Mensch sollte also zunächst seine individuell optimale Schlafdauer ermitteln.

Nur zur Orientierung: Die meisten wachen 7 bis 8 Stunden nach dem Zubettgehen auf. Allerdings kommt es nicht allein auf die Dauer an: 6 Stunden wirklich fester Schlaf können aktiver machen als 9 Stunden unruhiges Lakenwälzen. Denn erst im Tiefschlaf finden die für die Erholung wichtigen Stoffwechselvorgänge statt. Dann nämlich wird das Wachstumshormon ausgeschüttet, das bei Erwachsenen die körperliche Regeneration unterstützt.

Wie erholsam Ihr Schlaf tatsächlich war, muss übrigens nicht gleich beim ersten Weckerklingeln zu spüren sein. Grundsätzlich sollten Sie sich aber fit für die Aufgaben des Tages fühlen.

WAS OMA SCHON WUSSTE

Einige Einschlafhilfen kennen Sie vielleicht noch aus der Kindheit? Etwa diese: Ein abendliches Bad entspannt die Muskeln und wirkt beruhigend. Ideal ist es, etwa zwei Stunden vor dem Schlafengehen in eine Wanne mit 30 bis 37 Grad warmem Wasser zu steigen. Haben Sie oft kalte Füße? Dann schlüpfen Sie am besten gleich nach dem Abtrocknen in ein Paar dicke Socken.

Auch gut: warme Milch mit Honig als Betthupferl. Die Wirksamkeit ist inzwischen wissenschaftlich belegt: Der leckere Mix sorgt dafür, das größere Mengen des Schlafhormons Serotonin ins Gehirn gelangen (mehr Tipps siehe Kasten rechts).

Schlummer ohne Kummer

Die gute Nachricht für alle, die sich nachts hin und her wälzen: Mit einigen kleinen Tricks lässt sich der Schlaf herbeilocken.

→ **Finden Sie Ihren Rhythmus:** Setzen Sie sich eine feste Bettgeh-Zeit und halten Sie sich daran, selbst wenn in der Flimmerkiste noch ein spannender Streifen läuft. Achtung: Besonders am Wochenende bleiben die meisten länger auf und schlafen morgens aus. Damit bringen Sie aber Ihren Schlafrhythmus durcheinander und erholen sich weit weniger als gewünscht. Besser: normale Schlafgewohnheiten beibehalten.

→ **Kein Nickerchen bei Schlafstörungen:** Grundsätzlich spricht nichts gegen einen Mittagsschlaf, schließlich hat der Mensch zwei Müdigkeitsgipfel: einen nachts, einen am frühen Nachmittag. Allerdings wird durch die Siesta ein Teil des Schlafbedarfs gedeckt. Wer Schlafprobleme hat, verzichtet also besser darauf.

→ **Finden Sie den goldenen Mittelweg:** Verzichten Sie auf üppige Gelage kurz vorm Schlafengehen. Ebenso kann Hunger den Schlaf stören. Daher gibt's auch für Diäten eine klare Absage.

→ **Ein Gläschen in Ehren?** Gut, das geht in Ordnung – vorausgesetzt, es bleibt wirklich bei dem einen Glas Rotwein. Größere Mengen Alkohol – etwa ab einer halben Flasche – sind jedoch tabu.

→ **Richtiges Timing für das Fitnessprogramm:** Kein Sport mehr spätabends – zwischen Workout und Schlafen sollten mindestens drei Stunden liegen (siehe auch ab Seite 22).

→ **Schlafen Sie miteinander:** Die Redewendung kommt nicht von ungefähr. Schließlich servieren uns die Hormone nach einem aufregenden Liebesspiel zwischen den Laken einen der wirksamsten Schlafcocktails überhaupt.

→ **TV-Stopp:** Machen Sie Schluss mit dem Elektrosmog und ziehen Sie den Stecker von Fernseher und Radio nachts aus der Steckdose. Noch besser: Sie verbannen den Fernseher gleich ganz aus dem Schlafzimmer.

7. Tag

Schöne Schultern & flacher Bauch

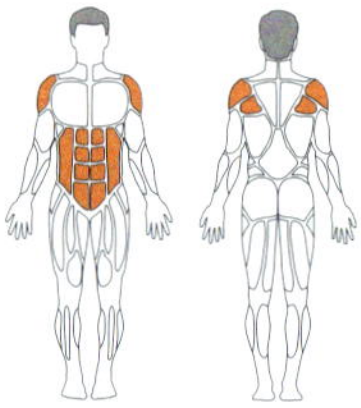

Let's move

Wählen Sie einen der ab Seite 18 vorgestellten Kardio-Moves aus, um innerhalb von 60 Sekunden auf Touren zu kommen.

Let's work

1 SCHULTERGYM

→ Legen Sie sich stabil auf die linke Körperseite. Den Kopf stützen Sie auf die linke Hand. In der rechten Hand halten Sie eine Hantel und winkeln nun den rechten Ober- und Unterarm um 90 Grad an. Der Oberarm ruht auf der rechten Hüfte, der Unterarm weist zum Boden.

→ Heben Sie nun den Unterarm maximal an. Achten Sie darauf, dass sich nur der Unterarm bewegt und der Oberarm ruhig bleibt.

→ Anschließend Seite wechseln und die Übung mit dem linken Arm wiederholen.

→ Pro Seite 2–3 Sätze à 10–15 Wiederholungen.

Gut zu wissen: Auch Muskeln wie die rund um das empfindliche Schultergelenk, welche nicht unmittelbar das Aussehen beeinflussen, müssen regelmäßig trainiert werden, damit Sie körperlich in Top-Form bleiben. Mit dieser Übung sichern Sie zum Beispiel das empfindliche Schultergelenk.

TIPP

Schließen Sie Ihren Daumen immer vollständig mit um die Hantel und halten Sie das Handgelenk stets gerade. Sonst besteht die Gefahr, dass Sie sich – selbst mit leichten Gewichten – die Handgelenke stauchen.

1

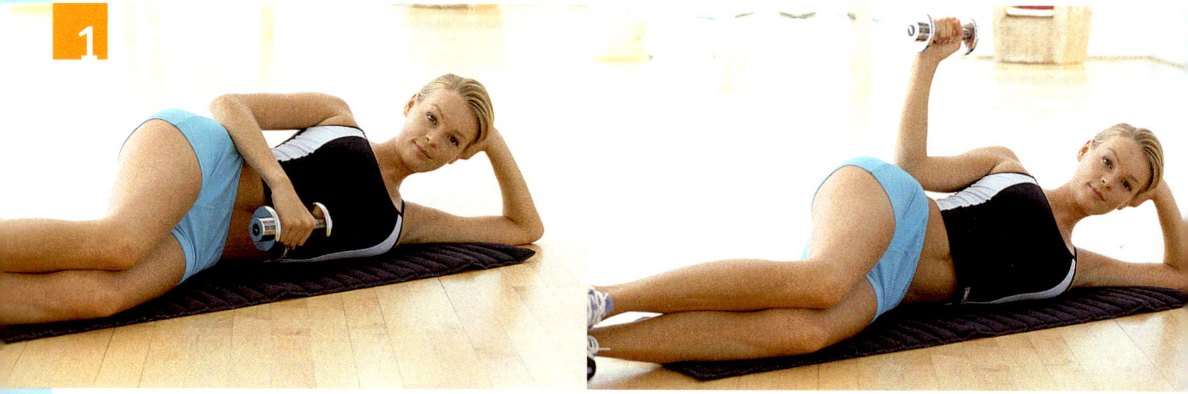

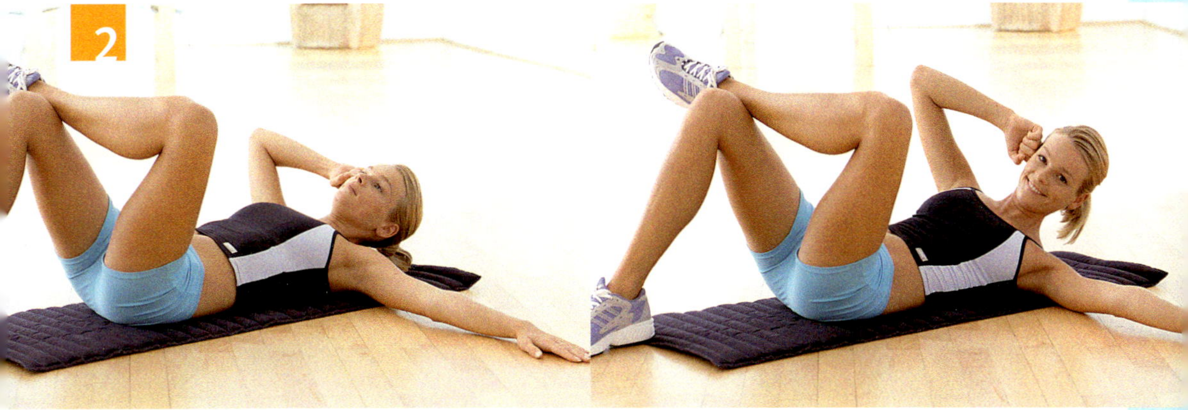

2 OBLIQUUS CURLS

→ Sie liegen auf dem Rücken, das linke Bein liegt über dem angewinkelten rechten. Legen Sie den linken Arm seitlich ab und heben Sie die rechte Hand in Höhe Ihrer Schläfen.

→ Ziehen Sie nun Ihre Bauchmuskeln zusammen und führen Sie die rechte Schulter zum linken Knie. Halten Sie dabei den Rücken am Boden und den Kopf gerade. Achten Sie darauf, dass Sie nicht nur Kopf und Nacken bewegen, sondern Oberkörper und Schulterblätter vom Boden lösen.

→ Atmen Sie immer während der Kontraktion Ihrer Bauchmuskeln ganz bewusst aus, so wirkt die Übung optimal.

→ Anschließend langsam in die Ausgangsposition zurückkehren und die Seite wechseln.

→ Pro Seite 2–3 Sätze à 15–20 Wiederholungen.

Für Fortgeschrittene: Um die Intensität weiter zu erhöhen, halten Sie die Endposition jeweils für etwa 2 Sekunden.

Let's stretch

3 KNIE-DREH

→ Legen Sie sich entspannt auf den Rücken, die Arme liegen in U-Form auf Schulterhöhe seitlich neben dem Kopf. Ihre Füße sind dicht am Po aufgestellt, die Knie eng beieinander.

→ Jetzt kippen Sie beide Knie zu einer Seite und legen sie auf dem Boden ab. Gleichzeitig drehen Sie den Kopf zur anderen Seite. Die Position kurz halten. Versuchen Sie, bewusst in die gedehnte Körperseite hineinzuatmen.

→ Anschließend die Seiten wechseln.

→ Die Dehnung auf jeder Seite 10–15 Sekunden lang halten und 1- bis 2-mal wiederholen.

TIPP

Versuchen Sie bei dieser Dehnübung, die Arme und den Schultergürtel nicht von der Matte zu lösen.

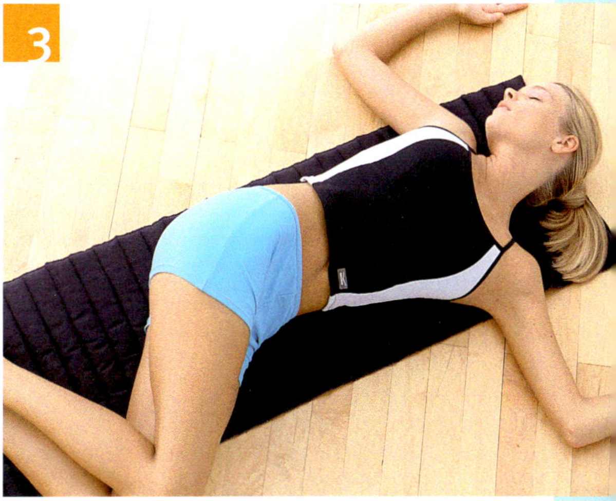

»Seinem Körper nichts zuzutrauen bedeutet, sich selbst nichts zu bedeuten.«
(Simone de Beauvoir)

2. Woche

Körperliche Fitness ist kein Luxusgut. Sie ist vielmehr der Motor, der unserem Leben Schwung gibt – und der sollte Ihnen 8 Minuten täglich wert sein!

Eine kleine mentale Hilfe: Malen Sie sich Szenen und Abläufe bildlich aus. Je realistischer Ihre Vorstellung, umso größer ist Ihre Energie, das Ziel zu erreichen. Wie werden Sie mit einer stolzen aufrechten Haltung aussehen? Wie sehen Sommertops oder enge Shirts über straffen Oberarmen aus? Visualisieren Sie die Etappen auf dem Weg zum Ziel. Am besten funktioniert das nach dem Lustprinzip: Setzen Sie stärker auf sinnlich erfahrbare Lebensfreude, die Sie mit einem trainierten Körper und einer aktiven Lebensweise gewinnen, um Ihrem Unterbewusstsein den richtigen Motivations-Kick zu geben.

Dabei kommt nicht nur Ihre Figur in Form: Indem Sie lernen, sich zu überwinden, erweitern Sie Ihre Grenzen und fühlen sich fit – auch für andere neue Herausforderungen. Ihr Training stärkt auf diese Weise auch Ihr Selbstvertrauen, Ihre Geduld und den Willen, durchzuhalten – in allen Lebensbereichen.

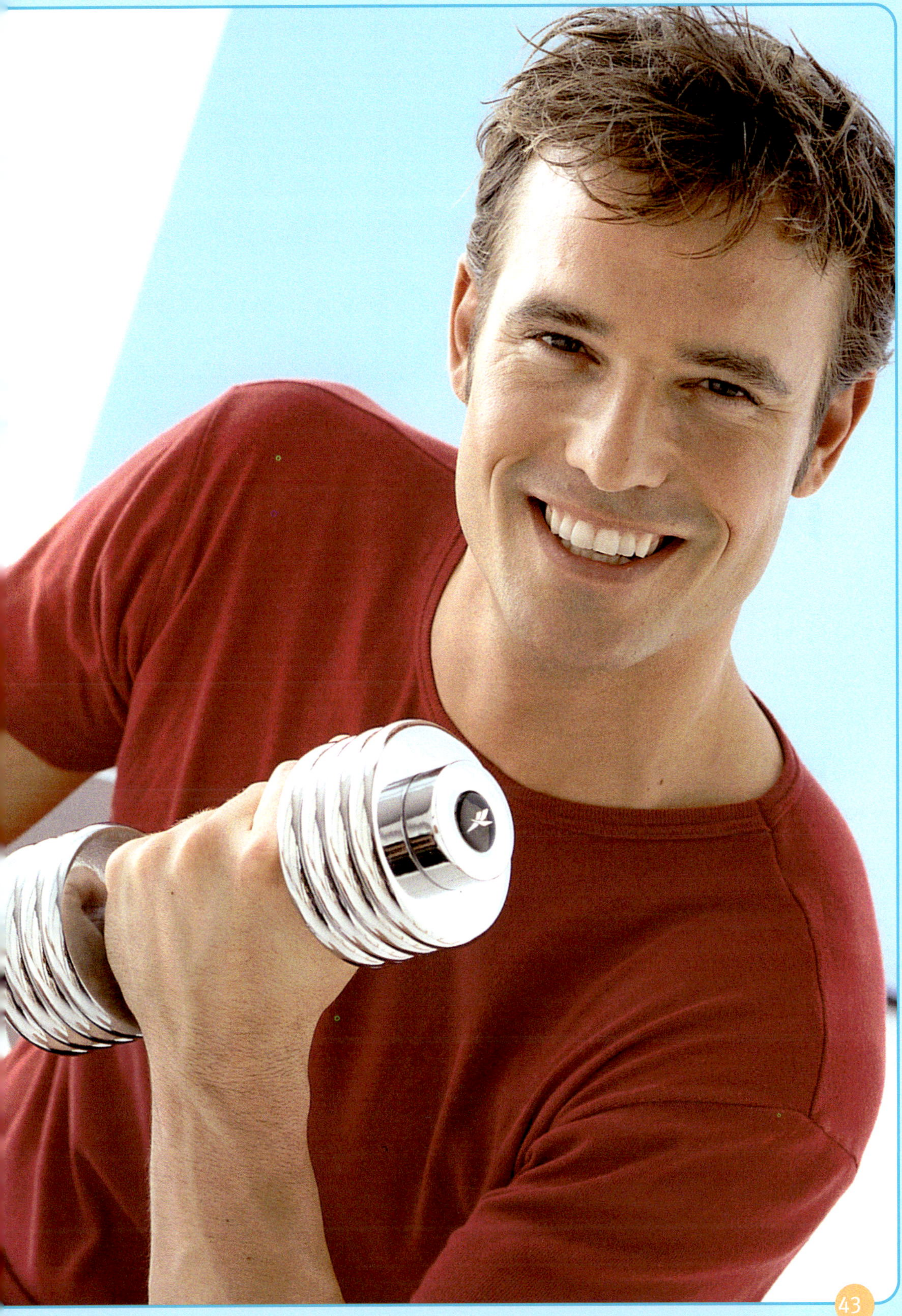

8. Tag

Bizeps, Trizeps – Arme in Bestform

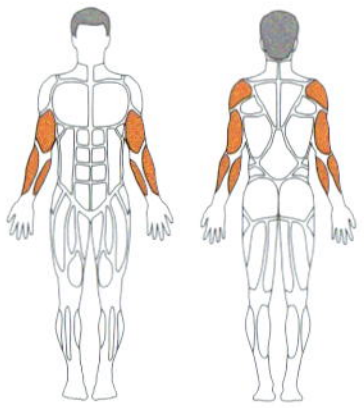

Let's move

Wählen Sie einen der ab Seite 18 vorgestellten Kardio-Moves aus, um innerhalb von 60 Sekunden auf Touren zu kommen.

Let's work

1 ARM-LIFT

→ Ihr Oberkörper bleibt gerade, das Brustbein ist angehoben. Ziehen Sie Ihre Schultern aktiv nach hinten und unten, um so den gesamten Schultergürtel zu stabilisieren. In der Ausgangsposition sind Ihre Knie leicht gebeugt, alle Muskeln – besonders an Bauch und Gesäß – angespannt. Wenn Sie auf Nummer sicher gehen möchten, stellen Sie sich mit dem Rücken gegen eine Wand.

→ Halten Sie die Hanteln seitlich in Höhe der Oberschenkel. Die Handflächen zeigen nach vorn. Ihre Bauchmuskulatur ist angespannt, die Arme sind fast vollständig gestreckt. Achtung: Ihre Arme dürfen nicht zu stark angewinkelt sein und Ihre Ellbogen sich nicht hinter Ihrem Oberkörper befinden, sonst verkürzen Sie den Bewegungsradius der Übung erheblich, das Training ist für den Bizeps dann viel weniger intensiv.

→ Jetzt die Ellbogen anwinkeln und die Hanteln in Richtung der Schultern anheben. Bewegen Sie die Gewichte immer langsam und gleichmäßig, nicht ruckartig. Niemals mit dem Oberkörper Schwung holen.

→ 2–3 Sätze à 10–15 Wiederholungen.

1

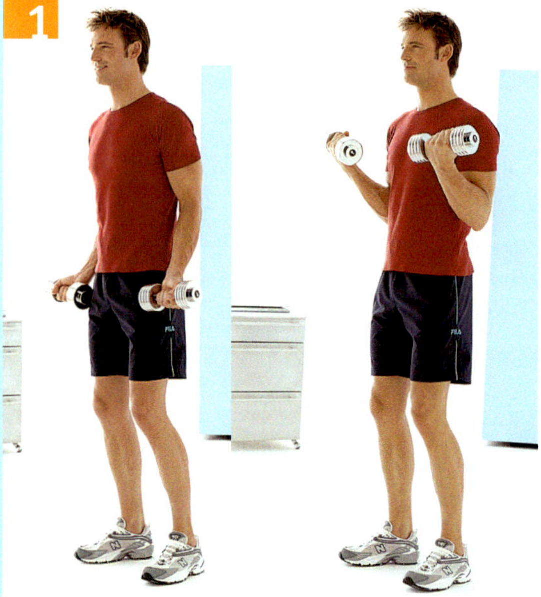

Für Fortgeschrittene: Halten Sie den Punkt der größten Spannung einige Sekunden lang, um den Trainingseffekt weiter zu steigern!

2 KICK-BACKS IM STEHEN

→ Nehmen Sie das Gewicht in die rechte Hand und machen Sie mit dem linken Bein einen Ausfallschritt nach vorn.

2

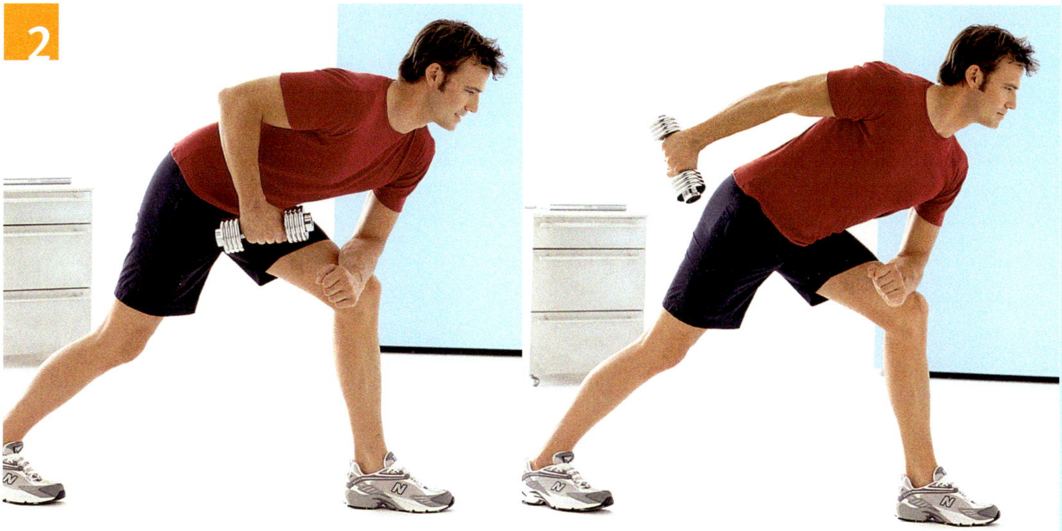

→ Jetzt das Knie des Standbeins so weit beugen, dass Sie Ihren linken Unterarm bequem auf dem linken Oberschenkel ablegen können.

→ Den rechten Arm anheben, so dass er parallel zum Boden ist. Unter- und Oberarm bilden einen 90-Grad-Winkel.

→ Nun den rechten Unterarm möglichst weit nach hinten strecken. Kurz halten, dann langsam wieder nach unten führen, bis der Ellbogen wie zuvor angewinkelt ist. Den Oberkörper immer gerade halten und nicht zur Seite drehen.

→ Richten Sie sich langsam wieder auf. Nehmen Sie die Hantel in die linke Hand und trainieren Sie nun die andere Seite.

→ Pro Seite 2–3 Sätze à 10–15 Wiederholungen.

Let's stretch

3 DEHNUNG FÜR BIZEPS UND HANDGELENKBEUGER

→ Strecken Sie einen Arm schräg vor Ihrem Körper aus, die Innenseite des Unterarms ist nach oben gedreht.

→ Winkeln Sie nun die Hand nach unten ab und ziehen Sie mit der anderen Hand die Finger leicht zu sich heran.

→ Die Dehnung 10–15 Sekunden lang halten, dann Seite wechseln. 1- bis 2-mal wiederholen.

3

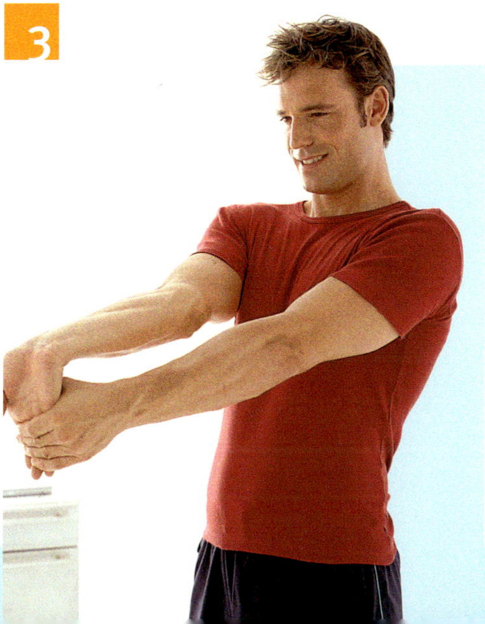

TIPP **Vermeiden Sie unbedingt** einen der häufigsten Fehler beim Armtraining: andere Muskeln des Schultergürtels mit ins Spiel zu bringen! Bewegen Sie wirklich nur die Unterarme.

Guten Appetit!

Gesund essen mit Genuss

Hungern macht weder schlank noch fit. Hier finden Sie 8 Tipps, wie Sie bewusster und mit mehr Genuss essen.

1 Immer das Original

Mittlerweile sind über 70 Prozent unserer Lebensmittel durch industrielle Prozesse verändert. Farb-, Aroma- und Konservierungsstoffe, Binde- und Verdickungsmittel lassen zwar Lebensmittel gut aussehen und machen sie lange haltbar. Unsere Geschmacksnerven verlieren durch den Einheitsbrei aus dem Supermarktregal jedoch bei jedem Bissen mehr das Gespür für feine Nuancen. Greifen Sie deshalb möglichst oft zu unbehandelten Lebensmitteln, frischen Kräutern und exotischen Gewürzen. Bereiten Sie außerdem Ihre Speisen frisch zu, so oft es eben geht.

2 Den Körper entscheiden lassen

Studien belegen es: Unser Körper weiß eigentlich genau, was er braucht. Das heißt, wenn wir auf ihn hören, essen wir quasi automatisch »richtig«. Dieses Phänomen nennt der Mediziner somatische Intelligenz. Nehmen Sie sich deshalb mal die Zeit, um auf Ihre inneren Signale zu hören. Sie sollten es sich wert sein, schließlich ist Ihr Körper kein Müllschlucker!

3 Nur nichts überstürzen …

Drosseln Sie Ihr Alltagstempo auch beim Essen. Wählen Sie Lebensmittel bewusst aus, lassen Sie sich Zeit für Ihre Mahlzeit. Wenn Sie genießen, werden Sie auch schneller satt und essen deutlich weniger. Kauen Sie jeden Bissen gründlich. Dabei kommt auch schon die Verdauung auf Touren, die Säfte von Magen, Galle und Bauchspeicheldrüse werden angeregt. Ein Tipp: Versuchen Sie es mal mit Musik beim Essen. Langsame Rhythmen helfen, die Kaubewegungen zu verlangsamen.

4 Genießer zelebrieren jede Mahlzeit

Freuen Sie sich auf Ihre Mahlzeiten. Versuchen Sie in ruhiger und entspannter Atmosphäre zu essen. Legen Sie ein schönes Gedeck auf, dazu Kerzenlicht, vielleicht frische Blumen … Regen Sie all Ihre Sinne an: Schnuppern Sie erst ausgiebig am Essen, bevor Sie es langsam, Bissen für Bissen, zum Munde führen. Legen Sie zwischendurch immer wieder mal das Besteck hin und lehnen Sie sich entspannt zurück.

5 Nicht im Vorübergehen

Mittags schnell eine Pizza auf die Hand, nach der Arbeit etwas für unterwegs – und zu Hause quält Sie schon wieder der Hunger? Kein Wunder! Was wir im Stehen oder Gehen verzehren, wird von unserem Hirn nicht als vollwertige Mahlzeit wahrgenommen. Gleiches gilt übrigens für das Essen beim Fernsehen oder Lesen. Die Konsequenz: Beim Essen nebenbei verlieren wir die Kontrolle über die Menge, essen mehr als nötig – Kaloriencrash! Schalten Sie deshalb alle störenden Einflüsse beim Essen aus.

6 Haben Sie wirklich Hunger?

Wenn Sie ehrlich sind, fallen Ihnen bestimmt auf Anhieb zahlreiche Situationen ein, in denen Sie gegessen haben, obwohl Sie nicht wirklich hungrig waren – stimmt's? Manchmal essen wir, weil es jetzt Zeit ist, manchmal aus Frust oder als Ablenkungsmanöver vor unliebsamen Aufgaben, ab und an aus Höflichkeit. Fragen Sie sich deshalb vor dem Essen nach Ihrer Motivation. Sie lernen, auf Ihr Hungergefühl zu achten – und die eine oder andere unnötige Kalorie einzusparen!

7 Die Mär vom leeren Teller

Gehörten Sie zu den Kindern, die ihren Teller immer schön leer essen mussten? Dann sollten Sie sich spätestens jetzt von diesem »Erziehungsideal« befreien. Vertrauen Sie Ihrem Sättigungsgefühl: Zwingen Sie sich, anfangs bewusst, einen kleinen Rest auf dem Teller liegen zu lassen. Mit der Zeit lernen Sie wieder zu spüren, wann der Hunger gestillt ist.

8 Flüssig bleiben

Sie fühlen sich öfter schlapp und müde? Vielleicht trinken Sie einfach zu wenig! Ausreichend Flüssigkeit ist wichtig für Ihr Wohlbefinden – immerhin besteht unser Körper zu 70 Prozent aus Wasser. Trinken Sie täglich wenigstens 1,5 bis 3 Liter. Wasser ist unser Lebenselixier: Es transportiert wichtige Nährstoffe, hält den Stoffwechsel in Schwung und die kleinen grauen Zellen auf Trab.

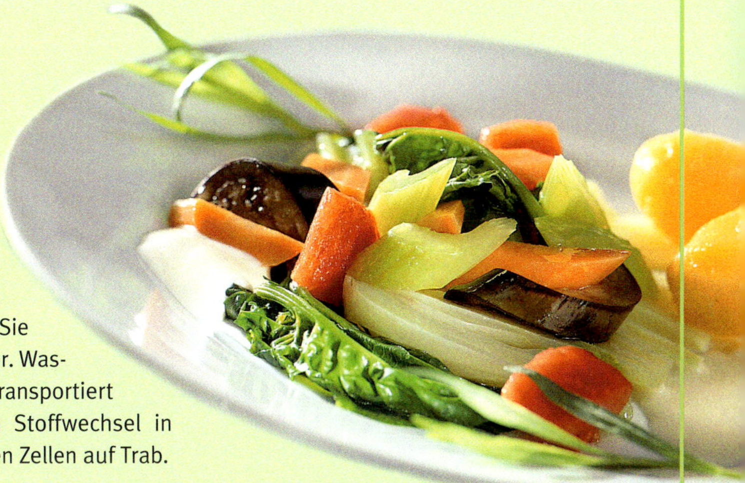

9. Tag

Schöne Beine – knackiger Po

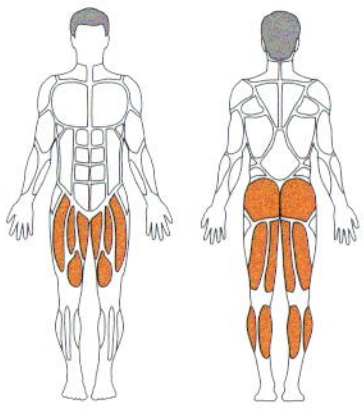

Let's move

Wählen Sie einen der ab Seite 18 vorgestellten Kardio-Moves aus, um innerhalb von 60 Sekunden auf Touren zu kommen.

Let's work

1 AUSFALLSCHRITT

→ Stellen Sie sich aufrecht hin, die Füße etwas mehr als hüftbreit auseinander, Ihre Bauchmuskeln angespannt. Verschränken Sie die Hände vor dem Körper, so dass die Hände den Ellbogen des jeweils anderen Armes berühren. Wenn Sie bei dem kurzen Fitness-Check (siehe hintere Klappe) Probleme mit der Balance hatten, strecken Sie besser die Arme in Schulterhöhe seitlich aus.

→ Mit dem rechten Bein einen großen Schritt vorwärts machen, so dass der rechte Oberschenkel fast waagerecht ist. Achten Sie darauf, dass das rechte Knie nicht über den Fuß hinausragt.

→ Vorderes Bein zurück in die Ausgangsposition ziehen und mit dem anderen Bein wiederholen.

→ Pro Seite 2–3 Sätze à 15–20 Wiederholungen.

TIPP

Diese Übung erfordert einen geschulten Gleichgewichtssinn. Um sich an den Bewegungsablauf zu gewöhnen, führen Sie sie deshalb anfangs ohne Gewichte aus.

Für Fortgeschrittene: Nehmen Sie zusätzlich zwei Kurzhanteln in die Hände. Die Handflächen zeigen nach innen. Nun die gesamte Übung wie links beschrieben ausführen.

→ Um die Bein- und Gesäßmuskeln noch gezielter und intensiver zu trainieren, stellen Sie das nach vorn geführte Bein jeweils auf eine Treppenstufe oder eine ähnlich hohe Plattform.

→ Pro Seite wieder 2–3 Sätze à 15–20 Wiederholungen.

1

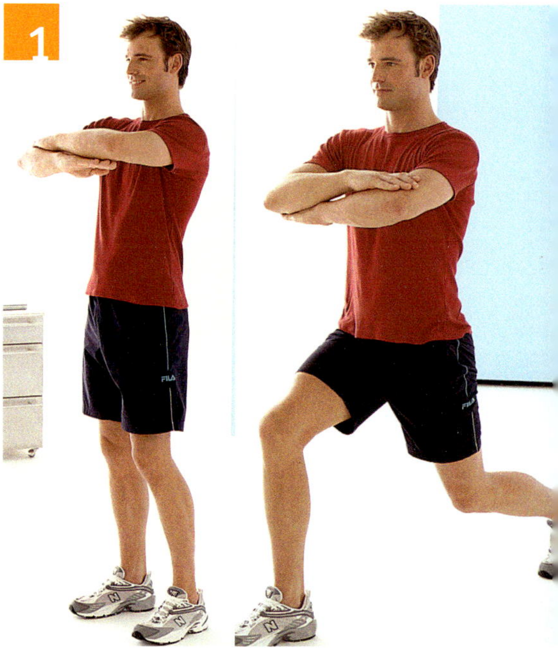

2

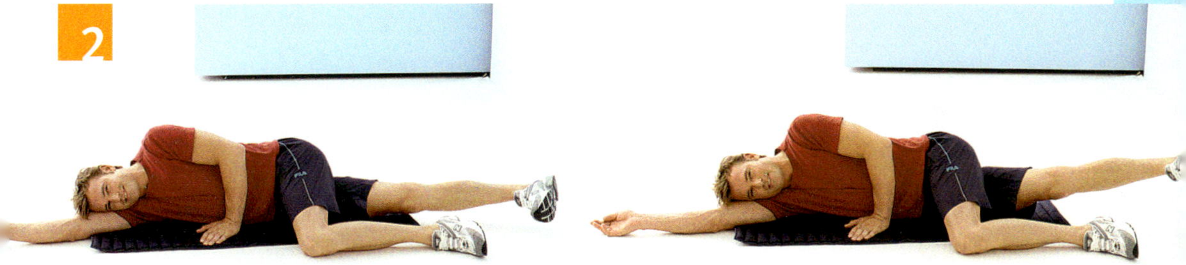

2 SCHENKELFORMER

→ Legen Sie sich auf die rechte Seite, der Kopf liegt auf Ihrem ausgestreckten rechten Arm, mit dem linken Arm stützen Sie sich vor der Brust ab. Das linke Bein anwinkeln und vor dem gestreckten rechten auf dem Boden ablegen.

→ Lösen Sie jetzt das untere – rechte – Bein vom Boden, heben Sie es so weit wie möglich an. Halten Sie es gestreckt, den Fuß parallel zum Boden.

→ Anschließend langsam wieder senken, ohne den Boden zu berühren. Danach Seitenwechsel.

→ Pro Seite 2–3 Sätze à 15–20 Wiederholungen.

Achtung: Überprüfen Sie immer wieder, ob Sie wirklich gerade liegen und sich mit dem Oberkörper weder vor- noch zurückbewegen.

Für Fortgeschrittene: Wenn Sie möchten, können Sie diese Übung auch vor einer Wand stehend ausführen. Dabei führen Sie das arbeitende Bein langsam vor dem Standbein vor und zurück. Achten Sie aber darauf, dass Sie mit den Hüften nicht nach vorn oder hinten kippen. Zusätzliche Gewichtsmanschetten für die Fußgelenke halten Ihre Muskeln noch mehr auf Trab. Es geht aber auch ohne Zusatzinvestitionen: Drücken Sie mit der freien Hand sachte gegen den Oberschenkel des Beines, das Sie gerade heben.

TIPP **Wenn Sie die Dehnung** weiter verstärken möchten, vergrößern Sie einfach den Abstand der Füße.

Let's stretch

3 ADDUKTOREN-DEHNUNG

→ Im aufrechten Stand die Beine weit grätschen. Verlagern Sie jetzt Ihr Körpergewicht auf das linke Bein und beugen Sie das Knie. Gleichzeitig das rechte Bein strecken, die Ferse aufstellen und die Fußspitze nach oben ziehen.

→ Schieben Sie nun das Gesäß nach hinten, neigen Sie sich mit geradem Rücken etwas nach vorn und stützen Sie sich mit beiden Händen auf dem linken Oberschenkel ab.

→ Kurz halten, Seite wechseln.

→ Die Dehnung jeweils 10–15 Sekunden lang halten und 1- bis 2-mal wiederholen.

3

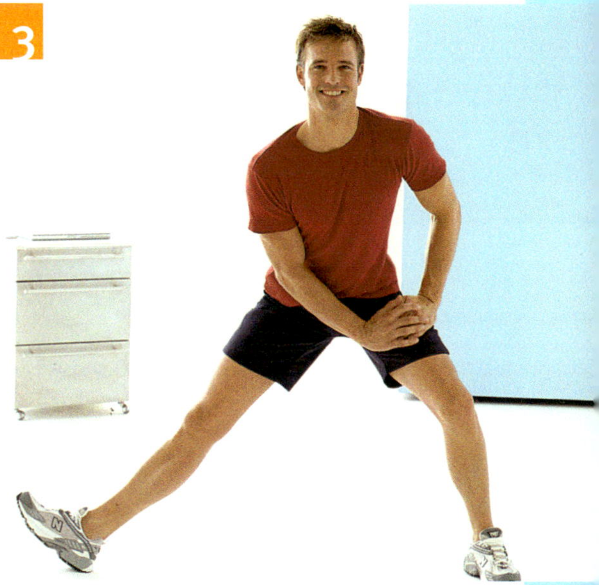

Die Ernährungspyramide – essen nach Maß

Schlank bleiben – aber auch fit. Wie das gelingt, dazu gibt es viele Informationen, Tipps und Vorschriften. Einen schnellen Überblick über die wichtigsten Food-Facts gibt die Ernährungspyramide rechts. Sie basiert auf aktuellsten ernährungswissenschaftlichen Erkenntnissen.
Das Fundament der Pyramide bilden Nahrungsmittel, die Sie fit, satt und gesund machen. Oben, in der Spitze, finden Sie die Dickmacher. Ernähren Sie sich nach der Pyramide! Das Schöne daran: Komplizierte Nährwertberechnungen können Sie sich sparen – denn gerechnet wird in Portionen.

TIPPS FÜR IHREN ERNÄHRUNGSFAHRPLAN

Beginnend mit den Nahrungsmitteln, bei denen Sie richtig zugreifen dürfen – und sollen –, stellen wir Ihnen hier die »Bausteine« der Pyramide vor:

1 Die breite Basis der Ernährungspyramide bilden den Vollkornprodukte, die in erster Linie komplexe Kohlenhydrate sowie Ballaststoffe liefern. Mit ihrer Hilfe bleiben Sie nicht nur länger satt, Sie bekommen auch reichlich Vitamine und Mineralstoffe. Kombiniert wird das Ganze mit gesunden ungesättigten Fettsäuren aus Pflanzenölen (etwa Sonnenblumen- oder Olivenöl)!

2 Schluss mit der Erbsenzählerei: Beim Gemüse können Sie nach Herzenslust zulangen! Wenn Sie reichlich frisches Gemüse essen und dabei für Abwechslung sorgen, stärken Sie Ihre Abwehrkräfte gegenüber Krebs, Magen-, Darm- und Herz-Kreislauf-Erkrankungen. Obst liefert Ihnen – in 2 bis 3 Portionen über den Tag verteilt – Biostoffe in Hülle und Fülle: Eine Portion entspricht dabei etwa einer Frucht oder einer Tasse voll Beeren. Zur Not können Sie auch auf frische Säfte zurückgreifen. Tipp: Bei Obst und Gemüse stecken die wertvollsten Fitmacher unmittelbar unter der Schale – deshalb sollte die dranbleiben! Ideal sind also Bioprodukte, damit Sie keine oder möglichst wenig Spritzmittelrückstände konsumieren.

3 Nüsse und Hülsenfrüchte sind hervorragende Eiweißquellen und stecken obendrein voller Vitamine, Spurenelemente und Mineralien. Sie enthalten zwar auch reichlich Fett, aber vor allem die gesunden, ungesättigten Fettsäuren (siehe Seite 55).

4 Genau unterschieden wird bei Nahrung tierischen Ursprungs. Zwar enthält sie reichlich hochwertiges Eiweiß – oft aber auch viele gesättigte Fettsäuren. Greifen Sie deshalb zu Geflügel: Es ist besonders fettarm. Fisch steuert Zink und Omega-3-Fettsäuren bei. Und selbst Eier sind gesünder, als man glaubt: Sie enthalten reichlich ungesättigte Fettsäuren und Vitamin B, ohne den Cholesterinspiegel nachweislich stark ansteigen zu lassen.

5 »Die Milch macht's« – stimmt. Aber 2-mal Milch oder Joghurt am Tag reichen aus, um Sie – in Kombination mit anderen Lebensmitteln wie etwa dunkelgrünen Gemüsesorten – ausreichend mit hochwertigem Eiweiß und Kalzium zu versorgen.

6 Die Süßigkeiten als klassische Dickmacher liefern wenig Nährstoffe und lassen den Blutzuckerspiegel rasant in die Höhe schnellen. Sie haben in ihrer Dachkammer Gesellschaft bekommen: von den einfachen Kohlenhydraten, etwa in Nudeln, die eine ähnliche Wirkung wie Zucker haben. Einen unrühmlichen Spitzenplatz halten außerdem Produkte mit einem hohen Gehalt an gesättigten Fettsäuren. All diese Nahrungsmittel gehören wirklich nur selten auf Ihren Speisezettel.

Die Ernährungspyramide

ALLES ERLAUBT – NUR DIE MENGE MACHT'S

Zu einem ausgewogenen Speiseplan gehören sowohl frisches Obst, Gemüse und Vollkornprodukte als auch tierische Produkte wie Eier, Käse und Fisch. Alle tragen ihren Teil zu einer gesunden Ernährung bei – auch die Fette (siehe ab Seite 54). Wichtig ist immer nur das rechte Maß. Achten Sie bei Ihrem Speiseplan auf Abwechslung, denn jedes Lebensmittel hat seine besonderen Vorzüge. Und Sie sollten von allen profitieren!

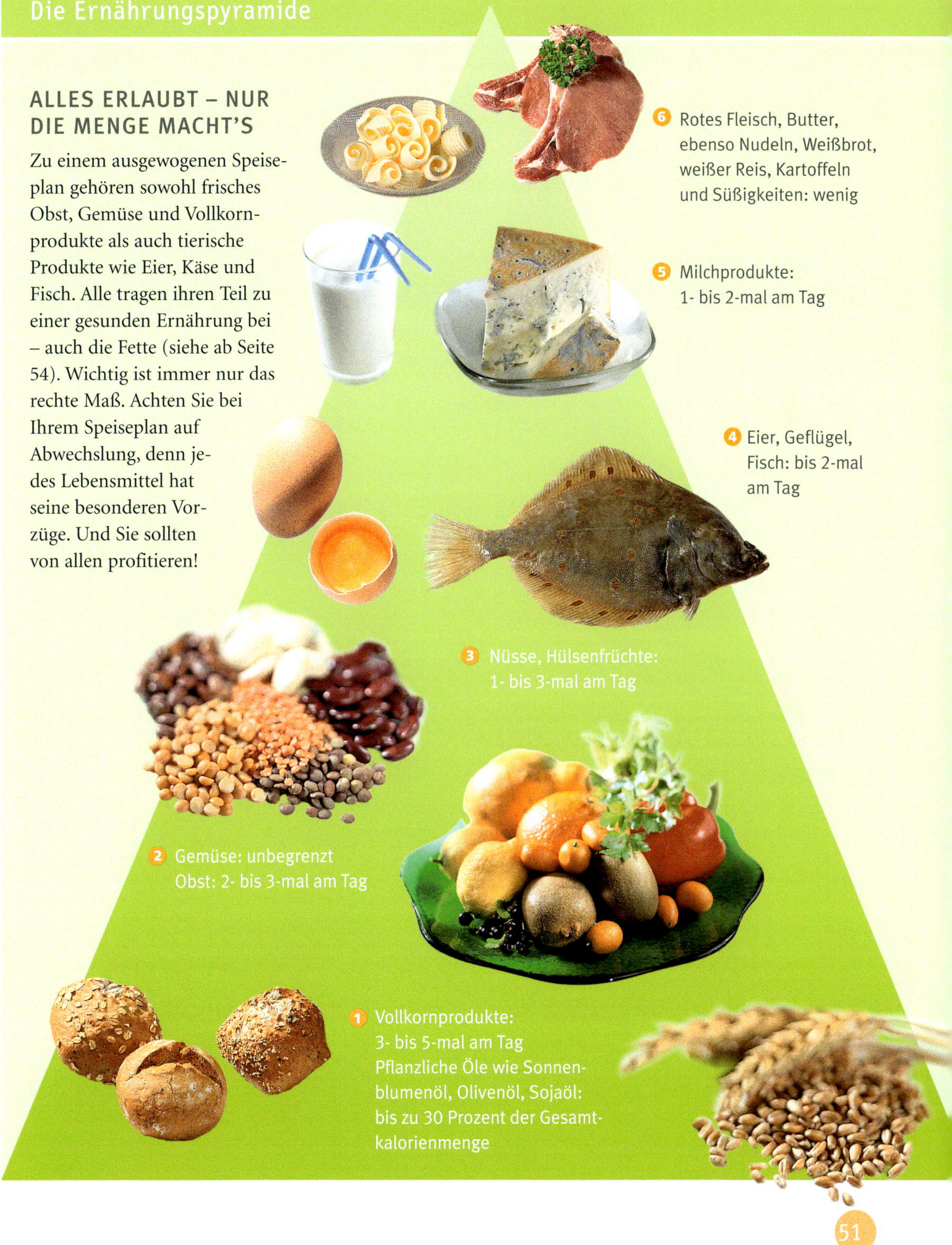
6 Rotes Fleisch, Butter, ebenso Nudeln, Weißbrot, weißer Reis, Kartoffeln und Süßigkeiten: wenig
5 Milchprodukte: 1- bis 2-mal am Tag
4 Eier, Geflügel, Fisch: bis 2-mal am Tag
3 Nüsse, Hülsenfrüchte: 1- bis 3-mal am Tag
2 Gemüse: unbegrenzt Obst: 2- bis 3-mal am Tag
1 Vollkornprodukte: 3- bis 5-mal am Tag Pflanzliche Öle wie Sonnenblumenöl, Olivenöl, Sojaöl: bis zu 30 Prozent der Gesamtkalorienmenge

10. Tag

Workout-Quickie für Brust & Rücken

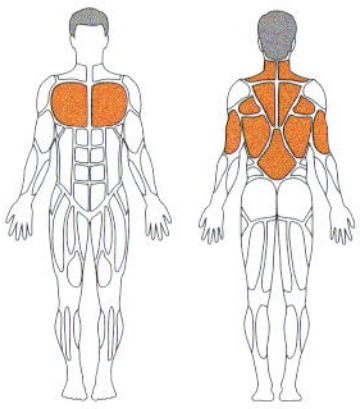

Let's move

Wählen Sie einen der ab Seite 18 vorgestellten Kardio-Moves aus, um innerhalb von 60 Sekunden auf Touren zu kommen.

Let's work

1 OFFICE-PUSH-UPS IN SCHRÄGLAGE

→ Legen Sie Ihre Hände in etwas mehr als schulterbreitem Abstand auf eine stabile Tischkante. Strecken Sie nun die Beine nach hinten aus, so dass Ihr Körper nur noch auf die Arme und die Fußspitzen gestützt ist.

→ Jetzt beugen Sie die Arme und senken den Oberkörper so weit ab, dass Sie mit der Brust fast die Tischkante berühren.

→ Wichtig: Halten Sie Ihren Körper in einer geraden Linie, vermeiden Sie ein Hohlkreuz. Ihr Gewicht ist gleichmäßig auf Zehenspitzen und Arme verteilt. Strecken Sie beim Hochdrücken die Arme nie ganz durch.

→ 2–3 Sätze à 10–15 Wiederholungen.

Für Fortgeschrittene: Wechseln Sie öfter die Stellung – so können Sie den Trainingsschwerpunkt gezielt auf verschiedene beteiligte Muskelgruppen legen. Um zum Beispiel die Brustmuskeln intensiv zu trainieren, positionieren Sie Ihre Hände etwas mehr als schulterbreit. Je enger die Hände gesetzt sind, desto stärker wird Ihr Trizeps gefordert!

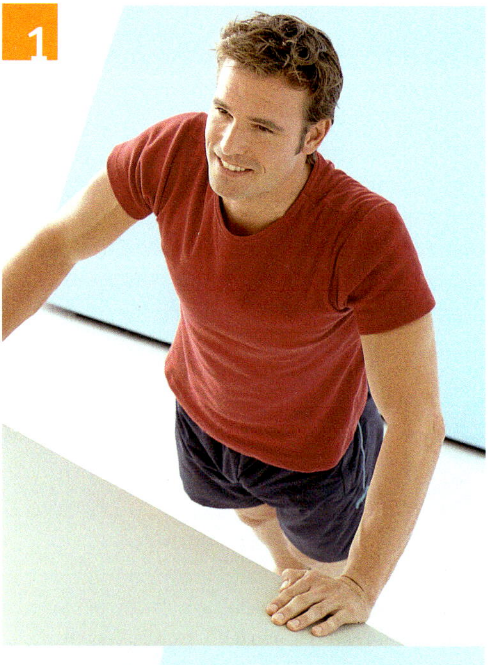

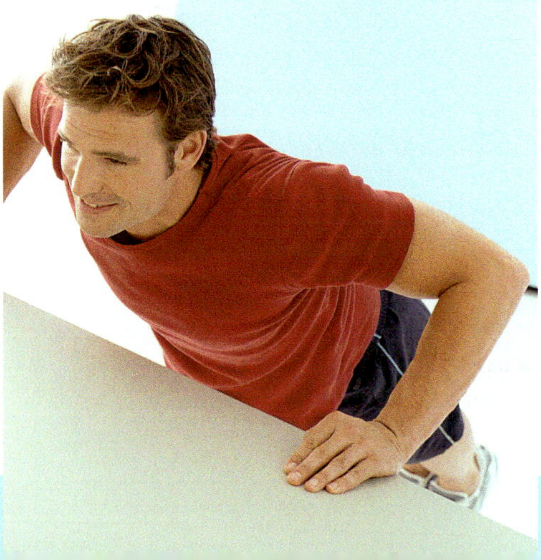

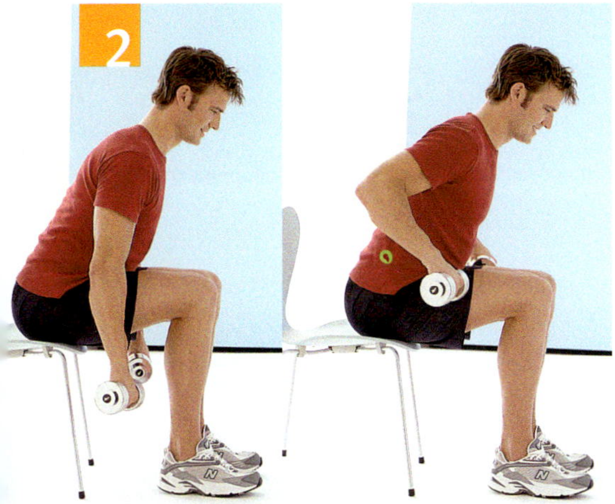

2 VORGEBEUGTES RUDERN IM SITZEN

→ Setzen Sie sich auf eine Stuhlkante, in beiden Händen je eine Kurzhantel. Die Gewichte halten Sie mit leicht gebeugten Armen auf Höhe der Waden, die Ellbogen zeigen nach außen. Ihre Füße stehen in etwa hüftbreiten Abstand auf dem Boden, Unter- und Oberschenkel bilden einen rechten Winkel.

→ Neigen Sie jetzt den Oberkörper mit geradem Rücken und angespannter Bauchmuskulatur nach vorn. Ziehen Sie die Ellbogen so weit wie möglich nach oben. Ihre Schulterblätter müssen sich dabei einander nähern. Halten Sie den Kopf stets aufrecht und gerade in Verlängerung der Wirbelsäule und die Bauchmuskulatur angespannt.

→ Endposition kurz halten, dann die Gewichte langsam wieder absenken. Die Ellbogengelenke bleiben während der ganzen Übung gebeugt.

→ 2–3 Sätze à 10–15 Wiederholungen.

Achtung: Besonders wichtig ist bei dieser Übung, dass Sie die Oberarme etwas vom Körper abspreizen. Nur so können Sie effektiv trainieren.

TIPP

Denken Sie daran: Regelmäßiges Training ist das schönste Geschenk, das Sie Ihrem Körper machen können.

Let's stretch

3 BRUSTSTRETCH IM STEHEN

→ Sie stehen aufrecht, die Knie leicht gebeugt. Entspannen Sie ganz bewusst Ihren Nacken- und Schulterbereich.

→ Jetzt die Hände hinter dem unteren Rücken verschränken und die Arme langsam nach oben führen. Halten Sie den Kopf während der Dehnung gerade und strecken Sie das Kinn nicht nach vorn. Beim Einatmen den Brustkorb bewusst weit öffnen und mit dem Ausatmen die Arme ein wenig weiter nach oben in die Dehnposition führen. Achtung: Passen Sie auf, dass Sie dabei nicht ins Hohlkreuz fallen.

→ Die Dehnung 10–15 Sekunden lang halten und 1- bis 2-mal wiederholen.

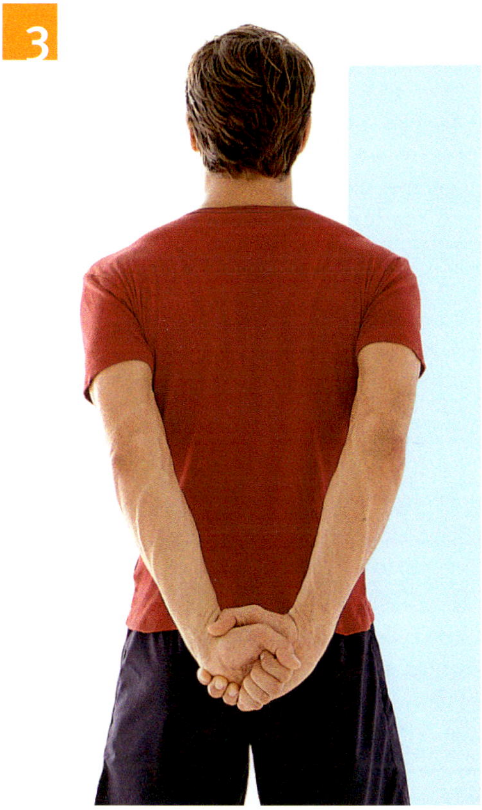

Fett ist nicht gleich Fett

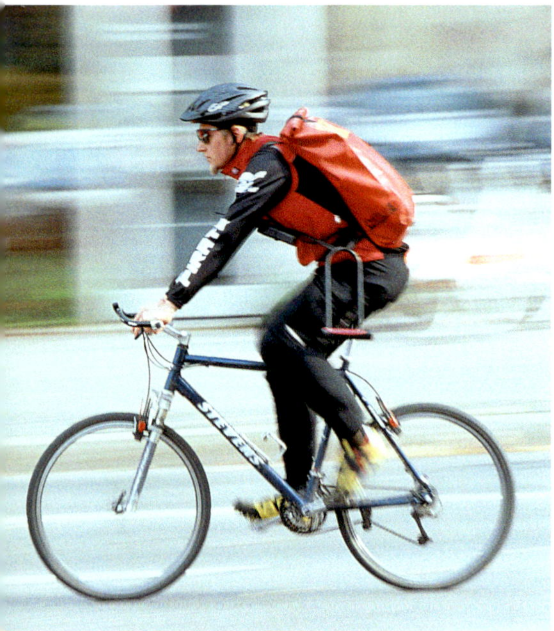

Fahrradkurier oder Schreibtischtäter – wie bewegt ist Ihr Alltag? Wie oft kommen Sie wirklich körperlich auf Touren? Davon hängt auch ab, wie viel Fett Sie brauchen.

Hilfe, Fett – schon bei diesem Wort bekommen Sie einen Schock? Fett gilt gemeinhin als »ungesund« und als »Dickmacher«. Zu Unrecht, denn es ist ein wertvoller Vitalstoff-Lieferant, der Nerven und Organe schützt: Zahlreiche Vitamine – A, D, E und K – können nur mit Hilfe von Fetten aufgenommen werden. Ist der Schweinebraten also von allen Sünden freigesprochen? Leider nein. Schlemmen ohne Reue ist nach wie vor nicht angesagt. Fett ist mit 9 Kalorien pro Gramm absoluter Spitzenreiter unter den Nährstoffen. Zum Vergleich: Eiweiß und Kohlenhydrate haben nur 4 Kalorien pro Gramm! Und weil ein Berg Kartoffeln nach mehr aussieht als das in Lebensmitteln enthaltene Fett, unterschätzen wir die Energiemenge, die wir täglich als Fett zu uns nehmen.

Für einen Fahrradkurier ist diese Tatsache an sich nicht problematisch. Die meisten von uns verdienen aber ihren Lebensunterhalt eher am Schreibtisch sitzend. Und: Der Energiebedarf sinkt bei leichter körperlicher Tätigkeit, die Menge an Nährstoffen, die der Körper braucht, bleibt aber gleich. Also: Auch wenn Sie den ganzen Tag vor dem Computer sitzen, brauchen Sie genauso viele Vitamine, Mineralien und essenzielle Fettsäuren wie körperlich arbeitende Kollegen. Ergo: Sie müssen nicht nur weniger essen, um einem geringeren Kalorienverbrauch Rechnung zu tragen, sondern auch Ihren Speiseplan clever zusammenstellen, um alle lebenswichtigen Nährstoffe zu bekommen. Statt der Menge rückt die Qualität in den Vordergrund, auch was das Fett angeht.

FETT ESSEN – ABER DAS RICHTIGE

Nahrungsfette werden nicht nur in pflanzliche und tierische, sondern auch nach ihrer Zusammensetzung in gesättigte oder einfach und mehrfach ungesättigte Fettsäuren unterschieden (siehe Kasten rechts). Besonders wertvoll sind ungesättigte Fettsäuren, die in tierischen und pflanzlichen Fetten zu finden sind. Wichtig: Unser Körper kann ungesättigte Fettsäuren nicht selbst herstellen, ist also auf ausreichende Zufuhr angewiesen. Auch einfach ungesättigte Fettsäuren sind wichtig für den Körper. Dagegen sind gesättigte Fettsäuren – die vor allem in tierischen Lebensmitteln enthalten sind – nur Energielieferanten. Diese Fettsäuren kann Ihr Körper selbst bilden, deshalb bestehen Fettpolster hauptsächlich aus dieser Fettart.

TIPP

Fette unterscheiden sich nach Fettsäuren.
Gesättigte Fettsäuren: Ein Zuviel erhöht das Risiko für Herzinfarkt und Schlaganfall. Sie sind vor allem in Wurst, Fleisch, Milch und Käse.
Einfach ungesättigte Fettsäuren: Sie halten den Cholesterinspiegel niedrig, sind in Oliven-, Raps und Erdnussöl enthalten.
Mehrfach ungesättigte Fettsäuren: Sie halten die Blutfettwerte niedrig. Sind in Fisch, aber auch in Distel-, Sonnenblumen- und Walnussöl zu finden.

So bleibt Ihre Fettbilanz im Rahmen

Es reicht also nicht aus, einfach nur weniger Fett zu essen. Die Fette sollten im richtigen Verhältnis zueinander aufgenommen werden. Die deutsche Gesellschaft für Ernährung empfiehlt folgende Aufteilung: Maximal 30 Prozent des gesamten täglichen Kalorienbedarfs sollten mit Fett abgedeckt werden. Etwa ein Drittel dieses Tagesbedarfs wiederum sollten durch mehrfach ungesättigte, mindestens ein Drittel durch einfach ungesättigte und maximal ein weiteres Drittel durch gesättigte Fettsäuren gedeckt werden.
Die Theorie ist also ziemlich klar – aber wie lässt sie sich umsetzen? Ganz einfach: Geben Sie pflanzlichen Produkten so oft wie möglich den Vorzug gegenüber den tierischen. Und meiden Sie heimliche Fettfallen. Nicht nur die bekannten »Klassiker« wie Butter, Sahne und Torte, sondern auch Käse, Fleisch, Wurst, Soßen, süße und salzige Naschereien.
Greifen Sie stattdessen lieber zu fettarmen Fleisch- und Milchprodukten. Außerdem sollten Vollkornprodukte die erste Wahl sein (siehe auch Seite 50). Sie enthalten wenig Fett, dafür viele Vitamine, Mineralien und Ballaststoffe.

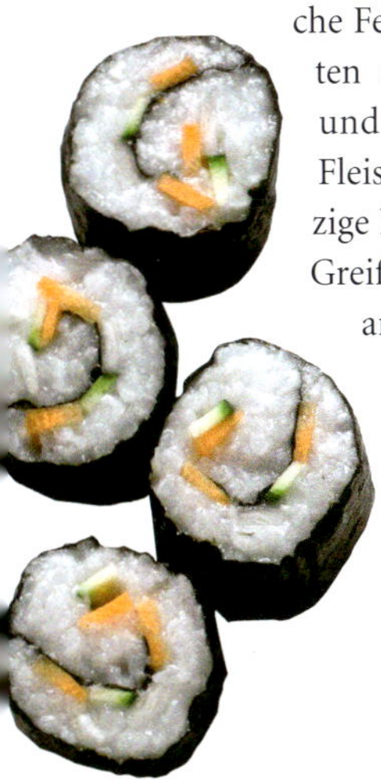

So wird Fett zum Fitmacher

→ **Die Mischung macht's!** Um genügend wichtige Fettsäuren aufzunehmen, ist es sinnvoll, beim Kochen verschiedene Öle zu verwenden. Mischen Sie sich beispielsweise Salatöl aus Sonnenblumen-, Oliven- und Distelöl, um möglichst viele verschiedene wertvolle Inhaltsstoffe zu bekommen.
→ **Fettauge, sei wachsam:** Verzichten Sie möglichst auf industriell gehärtete Fette – etwa in Chips und Knabberzeug – und reduzieren Sie tierische Fette (beispielsweise in fettem Käse oder Butter). Essen Sie dafür mehr pflanzliche Fette. Die daran gebundenen Vitamine braucht Ihr Körper. Als Brotaufstrich sind zum Beispiel Olivenölmargarine oder Quark die bessere Alternative.
→ **Rücksicht nehmen:** Kaufen Sie Öle in kleinen Mengen. Bewahren Sie sie gut verschlossen und vor Licht geschützt auf. Einige der wichtigen Fettsäuren sind sehr empfindlich und werden bei langer oder falscher Lagerung schnell zerstört.
→ **Beweisen Sie Augenmaß:** Sie müssen Butter nicht vollständig meiden. Achten Sie aber darauf, dass man bei Ihren Butterbroten noch die Poren erkennt!
→ **Heute gibt's Sushi!** Besonders wichtig sind die im Fisch enthaltenen so genannten Omega-3- und Omega-6-Fettsäuren. Sie schützen Gefäße und Herz. Japaner sind nicht nur Weltmeister im Sushifuttern, sie haben auch die höchste Lebenserwartung. Auch bei den Eskimos, die sich fast nur von Fisch ernähren, gilt der Herzinfarkt als exotische Krankheit. Genug Argumente, um einmal pro Woche die Angel auszuwerfen und Fisch auf den Tisch zu bringen!
→ **Schlank durch Technik:** Satte 75 Prozent Fett können Sie bei der Zubereitung Ihrer Mahlzeiten sparen, vorausgesetzt, Sie verwenden das richtige Equipment: etwa Römer- und Schnellkochtopf, versiegelte Pfannen, Siebeinsatz (zum Dämpfen) und spezielle Folien wie Bratbeutel. Fleisch, Geflügel, Fisch und Gemüse garen darin fettarm im eigenen Saft, Vitamine und Mineralstoffe bleiben besser erhalten.

11. Tag

Schöne Schultern & flacher Bauch

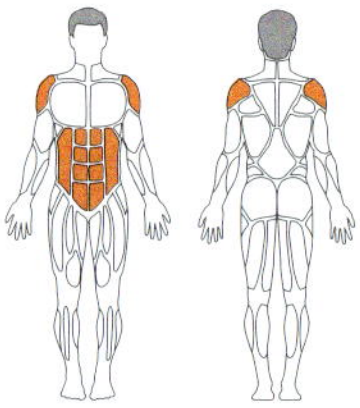

Let's move

Wählen Sie einen der ab Seite 18 vorgestellten Kardio-Moves aus, um innerhalb von 60 Sekunden auf Touren zu kommen.

Let's work

1 FRONTHEBEN

→ Sie stehen stabil im Ausfallschritt, in jeder Hand eine Kurzhantel, die Beine leicht gebeugt und schulterbreit auseinander. Spannen Sie Bauch- und Gesäßmuskulatur an und halten Sie den Rücken gerade.

→ Heben Sie langsam einen Arm gestreckt nach oben, bis sich die Hantel knapp unterhalb Ihrer Augenhöhe befindet. Einen Moment halten, dann den Arm langsam und kontrolliert wieder nach unten senken.

→ Schonen Sie Ihr Schultergelenk und führen Sie diese Übung betont langsam aus. Das ist sicherer – und für Ihren Muskelaufbau ohnehin effektiver!

→ Im Wechsel mit linkem und rechtem Arm diese Bewegung wiederholen.

→ Pro Seite 2–3 Sätze à 10–15 Wiederholungen.

Achtung: Beim Frontheben neigen vor allem noch nicht so trainierte Sportler dazu, den Rücken mitzubenutzen, um mit dem zusätzlichen Schwung – statt mit bloßer Muskelkraft – das Gewicht zu heben. Anfänger lehnen sich deshalb bei der Übung besser mit dem Rücken gegen eine Wand.

1

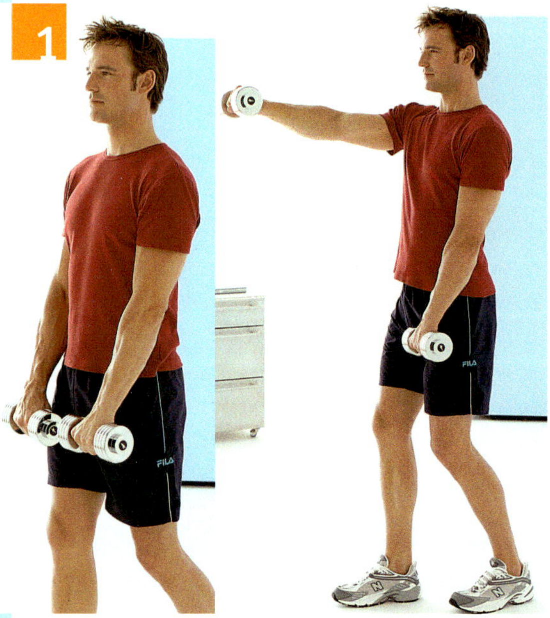

TIPP

Denken Sie immer daran, dass Sie mit der Stärke Ihrer Muskeln – und nicht mit Hilfe der Schwerkraft – die Hantel absenken! Kontrollieren Sie die Qualität Ihrer Bewegungen ruhig einmal vor dem Spiegel.

2

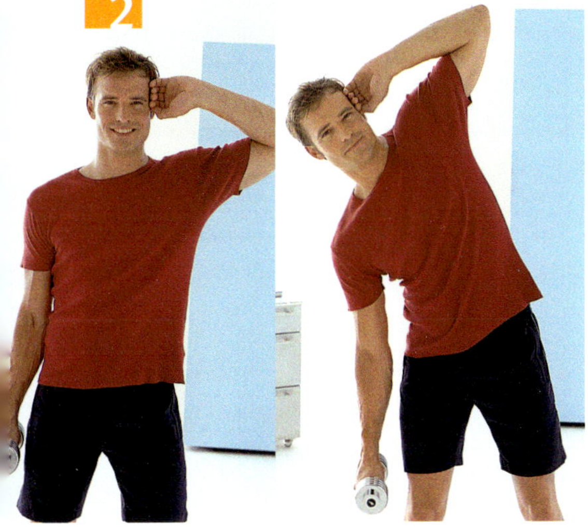

Let's stretch

3 GEGEN NACKENSTARRE

→ Greifen Sie mit einer Hand über den Kopf zum gegenüberliegenden Ohr und ziehen Sie den Kopf in die seitliche Neige, bis Sie ein leichtes Ziehen in der Halsmuskulatur spüren.

→ Intensivieren Sie behutsam die Dehnung, indem Sie den anderen Arm nah am Körper zum Boden hin nach unten strecken.

→ Die Dehnung auf jeder Seite 10 Sekunden lang halten und 1- bis 2-mal durchführen.

Achtung: Vermeiden Sie bei dieser Übung unbedingt ruckartige oder schnelle Bewegungen.

Für Fortgeschrittene: Umfassen Sie mit beiden Händen eine Kurzhantel, die Finger werden dabei ineinander verschränkt. Führen Sie das Gewicht vor dem Körper nach oben.

→ 2–3 Sätze à 10–15 Wiederholungen.

2 SEITBEUGEN

→ Sie stehen gerade, die Beine schulterweit geöffnet. Spannen Sie den Po an. In der rechten Hand halten Sie mit nach unten gestrecktem Arm eine Hantel. Die linke Hand liegt an der Schläfe.

→ Beugen Sie nun den Oberkörper möglichst weit nach rechts, um die Hantel in Richtung Knie abzusenken – den Rumpf dabei nicht zur Seite eindrehen. Je mehr Sie die Muskeln in der linken Seite der Taille spüren, desto besser. Spannen Sie die Bauchmuskeln dabei ganz bewusst an.

→ Wieder aufrichten, Seite wechseln.

→ Je Seite 2–3 Sätze à 10–15 Wiederholungen.

3

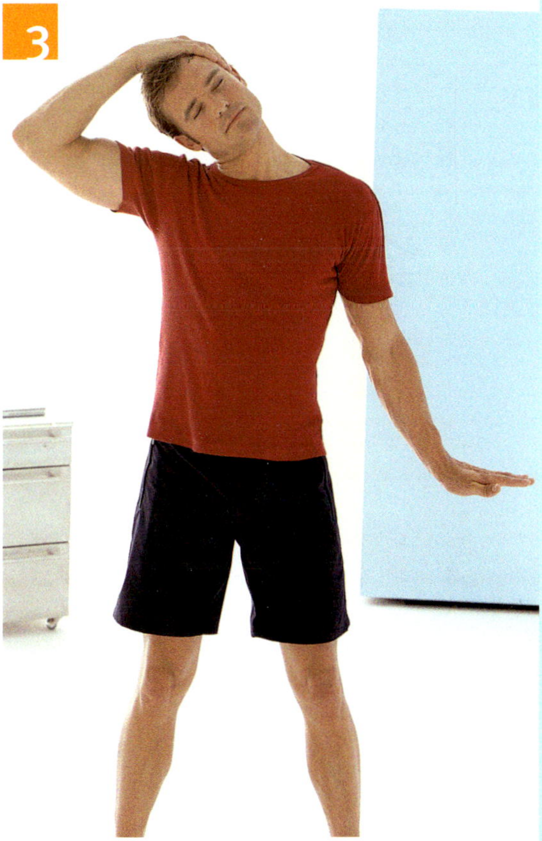

TIPP **Variieren Sie bei der Dehnübung** die Bewegung, so dass die einzelnen Muskelgruppen unterschiedlich stark trainiert werden: Wenden Sie einmal Ihren Kopf der gedehnten Seite zu – ein anderes Mal drehen Sie ihn zur anderen Seite.

Kohlenhydrate:
Stärke, Zucker, Glyx-Gefühle ...

Hier können Sie richtig zulangen – vorausgesetzt, Sie treffen die richtige Auswahl unter den Kohlenhydraten. Sie liefern Muskeln, Nervenzellen und Gehirn die Energie. Und da sie der Körper kaum speichern kann, sind Kohlenhydrate die VIPs unter den Nährstoffen: Immer gern gesehen, werden sie vor allen anderen Nährstoffen aufgenommen. Aber lassen Sie sich davon nicht täuschen! Ähnlich wie bei den Fetten (siehe Seite 54) entscheiden auch bei den Kohlenhydraten die »inneren Werte«. Einige sind echte Fitmacher, andere absolute Schlaffis. Fachleute sprechen von komplexen und einfachen Kohlenhydraten.

JETZT DÜRFEN SIE WIRKLICH WÄHLERISCH SEIN!

Komplexe Kohlenhydrate bestehen aus langkettigen Zuckermolekülen und sind vor allem in Vollkornbrot, Naturreis und Gemüse zu finden. Mit ihrer kalorien- und fettarmen Zusammensetzung sowie dem meist hohen Gehalt an Ballaststoffen halten sie unseren Stoffwechsel auf Trab. Denn der Zucker – in Form von Stärke –, aus dem diese Moleküle zusammengesetzt sind, kann nur langsam und obendrein unter Energieverbrauch abgebaut werden. Es dauert also eine gewisse Zeit, bis diese langen Ketten aufgespalten sind. Und das hält Blutzuckerspiegel und Leistungsfähigkeit über längere Zeit gleichmäßig aufrecht.

Einfache kurzkettige Kohlenhydrate wie Trauben- oder Fruchtzucker bestehen dagegen aus einzelnen, höchstens doppelten Zuckermolekülen. Sie finden sich in Süßigkeiten oder in verarbeiteten Nahrungsmitteln. Diese beeinflussen unseren Stoffwechsel fatal: Sie führen zum schnellen Anstieg des Blutzuckerspie-

Süß und doch gesund – das gibt es tatsächlich! Greifen Sie einfach möglichst oft zu frischem Obst.

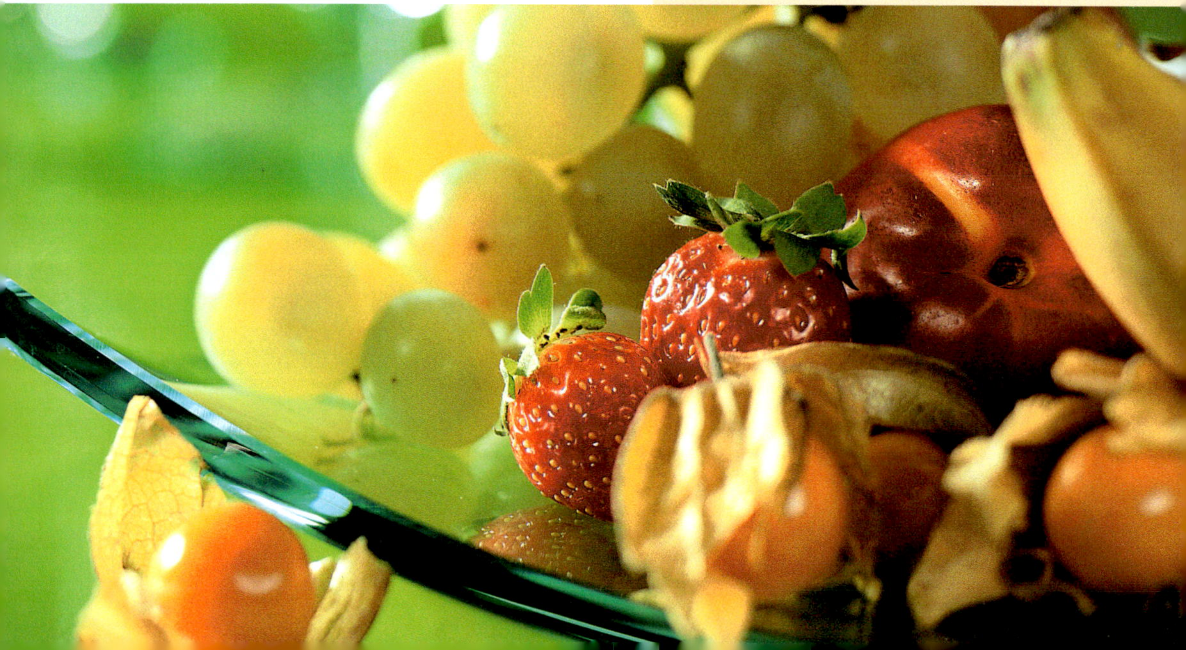

TIPP

Wichtig bei der Verwertung von Kohlenhydraten ist das Insulin. Es senkt den Blutzuckerspiegel, unterstützt den Aufbau von Fettdepots und hemmt deren Abbau. Denn je schneller und höher der Blutzuckerspiegel steigt, desto mehr Insulin wird ausgeschüttet und desto mehr Kalorien werden als Fett angelagert. Der Grund dafür: Zu viel Insulin signalisiert dem Körper: »Energie speichern! Fettreserven anlegen!«.

gels. Darauf reagiert unser Körper augenblicklich, indem er die Bauchspeicheldrüse zu einer vermehrten Ausschüttung des Hormons Insulin auffordert, das den Blutzucker reguliert (siehe Kasten oben).

ENTTARNEN SIE DIE DICKMACHER

Ernährungswissenschaftler haben diesen Mechanismus untersucht und dabei den glykämischen Index (GI) ermittelt. Er gibt an, wie sich verschiedene Kohlenhydrate auf den Blutzuckerspiegel auswirken. Je höher der GI eines Lebensmittels, desto schneller lässt es den Blutzuckerspiegel ansteigen. Reine Glukose hat einen GI von 100, Nahrungsmittel mit Mehrfachzucker und Ballaststoffen haben einen Wert von weniger als 50.

Der GI hängt jedoch nicht nur von der Menge und der Geschwindigkeit ab, mit der Kohlenhydrate ins Blut gehen, sondern auch davon, wie stark die Lebensmittel industriell verarbeitet sind. Bei der Verarbeitung werden nämlich langkettige Kohlenhydrate unterschiedlich stark aufgeschlossen, so dass sie auch unterschiedlich schnell im Darm aufgenommen werden.

Ein gutes Beispiel für GI-Unterschiede aufgrund der industriellen Verarbeitung ist das Mehl: Durch das Entfernen der Schalen und des Keimlings wird es als Auszugsmehl zwar länger haltbar, verliert aber auch fast den gesamten Gehalt an Vitaminen und Mineralstoffen. Gleichzeitig steigt der GI auf bis zu 90 an – beim Vollkornmehl dagegen liegt er bei 50!

DIE GLYX-LICHE ERNÄHRUNG

Wir bleiben dabei: Sie dürfen so viel essen, wie Sie wollen! Aber essen Sie das Richtige – also her mit den Schlankmachern, den gesunden langkettigen Kohlenhydraten (einige Beispiele siehe Kasten unten). Den größten Teil Ihres Kohlenhydratbedarfs sollten Sie mit Produkten mit einem Index unter 51 decken. Meiden Sie dagegen Lebensmittel mit hohem glykämischen Index wie zum Beispiel Weißmehl, Süßes oder Fertigprodukte.

Sollte Ihr Blutzucker doch einmal im Keller sein, greifen Sie am besten rasch in den Obstkorb. Außerdem essen Sie besser Vollkornnudeln statt normaler Spaghetti, dunkles statt weißem Mehl und Haferflocken statt Cornflakes.

Am besten kopieren Sie den Kasten unten und legen die kleine Liste zu Ihrem Einkaufszettel, damit Sie sie immer rasch zur Hand haben.

Essen mit niedrigem »GLYX«

Nahrungsmittel mit einem GI bis 50 sind echte Schlankmacher. Hier ein paar Beispiele:

Obst/Gemüse:
Frisches Obst 10 bis 30
Frisches Gemüse etwa 15
Getrocknetes Obst und Gemüse etwa 30

Brot:
Vollkornbrot 50
Pumpernickel 40
Roggenvollkornbrot 40

Beilagen:
Nudeln aus Vollkornschrot 30
Vollkornnudeln 40
Naturreis 50

Milchprodukte:
Naturjoghurt 15
Magermilch 30
Milchprodukte etwa 35

Quelle: gesund, vital, schlank; Deutscher Ärzte-Verlag 2002

12. Tag

Bizeps, Trizeps – Arme in Bestform

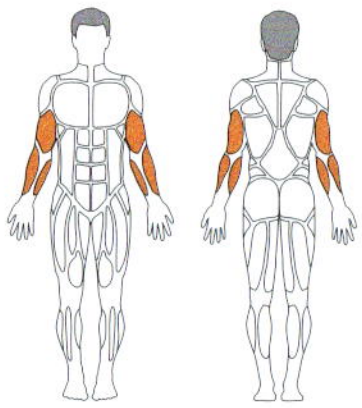

Let's move

Wählen Sie einen der ab Seite 18 vorgestellten Kardio-Moves aus, um innerhalb von 60 Sekunden auf Touren zu kommen.

Let's work

1 KONZENTRATIONSCURLS/ CURLS IM SITZEN

→ Setzen Sie sich aufrecht auf einen Stuhl. Die Fersen behutsam in den Boden drücken, den Bauch anspannen und das Brustbein heben. Lassen Sie Schultern und Arme mit den Hanteln zunächst locker nach unten hängen, Handflächen zeigen zum Körper. Im Sitzen können Sie nicht mit dem Körper Schwung holen. Das unterstützt die perfekte Ausführung der Übung.

→ Spannen Sie Ihren Bizeps an, um die Gewichte langsam bis auf Schulterhöhe nach oben zu führen. Etwa auf Höhe der Oberschenkel beginnen Sie die Unterarme so zu drehen, dass in der Endposition die Handflächen nach oben zeigen. Der Vorteil dieser zusätzlichen Bewegung: Da die Drehung des Unterarms – neben der Beugung des Ellbogens – eine zweite Hauptfunktion des Bizeps darstellt, können Sie Ihre Arme mit diesem Bewegungsablauf ganz besonders intensiv trainieren!

→ Senken Sie anschließend die Hanteln ohne Schwung zurück in die Ausgangsposition.

→ 2–3 Sätze à 10–15 Wiederholungen.

Achtung: Halten Sie den Muskel während des gesamten Satzes unter Spannung: Auch bei Rückführung in die Ausgangsposition den Bizeps nicht locker lassen!

2 STUHL-DIPS

→ Stellen Sie sich mit dem Rücken vor einen Stuhl. Stützen Sie sich mit nach vorn zeigenden Händen rücklings auf der Sitzfläche ab. Sollte es im Handgelenk zwicken, stützen Sie sich stattdessen auf den Fäusten ab. Die Beine sind leicht gebeugt mit den Fersen auf dem Boden aufgestellt, Ihr Rücken ist gerade. Ziehen Sie zusätzlich die

1

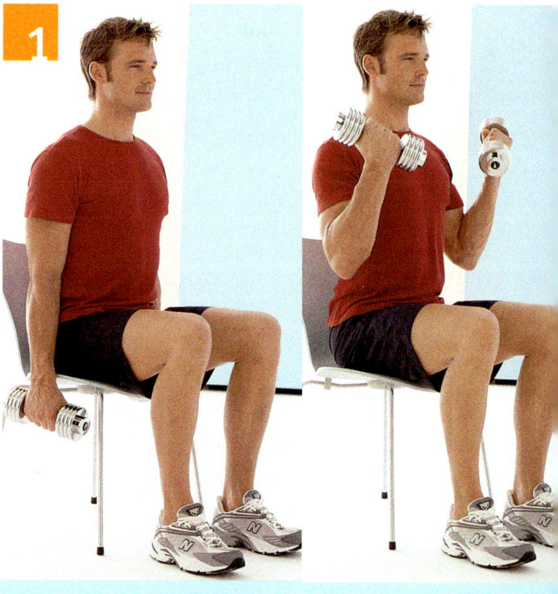

2

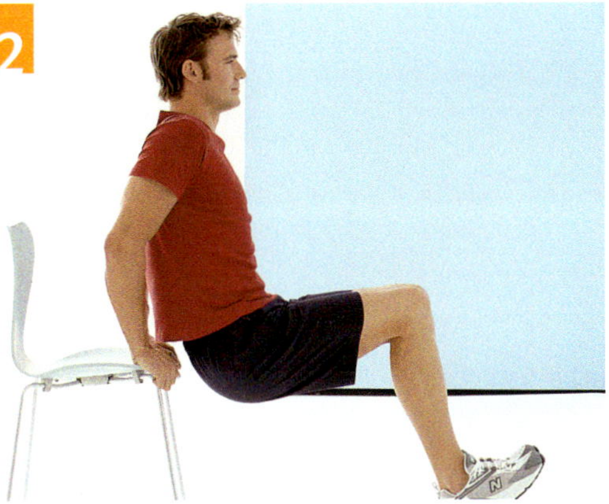

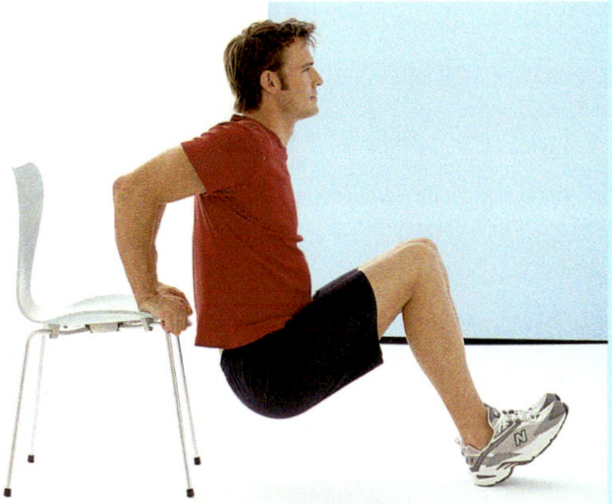

TIPP

Mit Stuhl-Dips stählen Sie den Armstrecker – und nur die Arme bewegen sich. Zählen Sie bei der Aufwärtsbewegung bis 2, bei der Abwärtsbewegung bis 4, das garantiert ein optimales Bewegungstempo.

Schulterblätter zusammen, um die Haltung des Oberkörpers weiter zu stabilisieren.

→ Beugen Sie jetzt die Ellbogen, bis Ober- und Unterarme etwa einen 90-Grad-Winkel bilden. Während Sie den Oberkörper so senken, bleibt das Gesäß möglichst nahe am Stuhl.

→ Langsam wieder nach oben kommen. In der Endposition sollten die Arme fast gestreckt, die Ellbogen jedoch nicht durchgedrückt sein.

→ 2–3 Sätze à 10–15 Wiederholungen.

Let's stretch

3 ARMSTRECKER-STRETCH

→ Legen Sie einen Arm hinter Ihren unteren Rücken. Beugen Sie den Arm und führen Sie ihn möglichst weit nach oben. In der anderen Hand halten Sie ein Handtuch. Führen Sie die Hand mit dem Tuch zum Nacken.

→ Greifen Sie jetzt mit der unteren Hand das Tuch und ziehen Sie es nach unten, ohne das obere Ende loszulassen. Die Dehnung halten.

→ Die Spannung lösen, die andere Seite dehnen.

→ Die Dehnung auf jeder Seite 10 Sekunden halten und 1- bis 2-mal wiederholen.

TIPP

Gestalten Sie Ihr Training besonders schonend, indem Sie die gerade belasteten Gelenke stets leicht gebeugt halten.

3

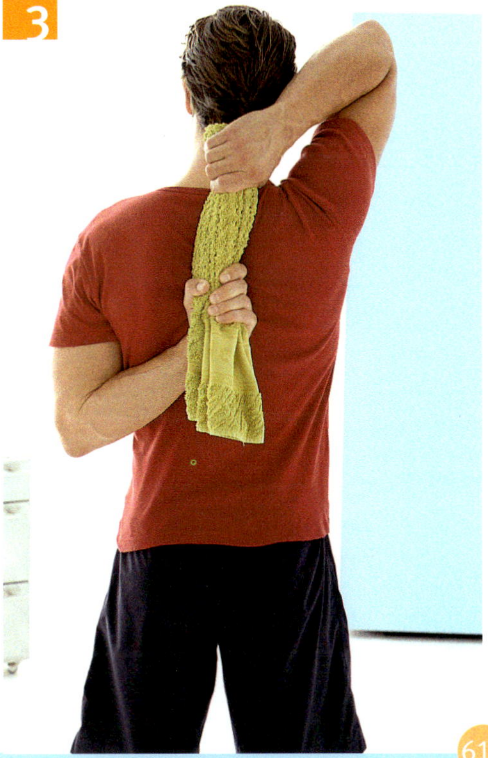

Eiweiß –
optimal für feste Muskeln

Jede einzelne Körperzelle besteht etwa zur Hälfte aus Eiweiß. Im Gegensatz zu Fett und Kohlenhydraten, die unserem Körper als Brennstoff dienen, sind die Proteine als wichtigste Bestandteile der Körperzellen das Baumaterial des Körpers. Einige von ihnen, wie das Kollagen, sind relevant für die Zellstruktur und verleihen dem Körper seine individuelle Form. Andere sind für die Kontraktion Ihrer Muskeln zuständig und ermöglichen erst, dass Sie sich bewegen. Kurz: Bei allen Vorgängen, die mit dem Aufbau von Körpergewebe zusammenhängen, also auch beim Muskelwachstum, ist Eiweiß unerlässlich.

Darüber hinaus ist fast jede Reaktion des Körpers mit einem aus Eiweiß bestehenden Enzym verknüpft – das gilt auch für körpereigene Schlankmacher wie Karnitin. Ohne Eiweiß würden zahlreiche Prozesse in Ihrem Körper gar nicht richtig funktionieren, weder Schlaf noch Verdauung noch der weibliche Zyklus. Obendrein sorgt dieser Super-Sprit für eine länger anhaltende Sättigung als Fett und Kohlenhydrate und verbraucht bei seiner eigenen Verstoffwechselung im Körper mehr Kalorien als andere Nährstoffe.

KRAFTSTOFF FÜR DEN TOP-BODY

Auch für den Abbau von Körperfett ist eine eiweißreiche Ernährung günstig, denn sie regt den Stoffwechsel an, erleichtert den Fettabbau und reguliert den Appetit. Die richtige Dosis Eiweiß kann in Kombination mit sportlichem Training also schnell zur Wunschfigur verhelfen.

Bekommt der Körper ständig zu wenig Eiweiß, geht ihm das über kurz oder lang an die Substanz. Körpereigene Reserven werden angeknabbert, und Schritt für Schritt verlieren Sie die erfolgreich aufgebauten Muskeln wieder. Und das wäre ja zu schade!

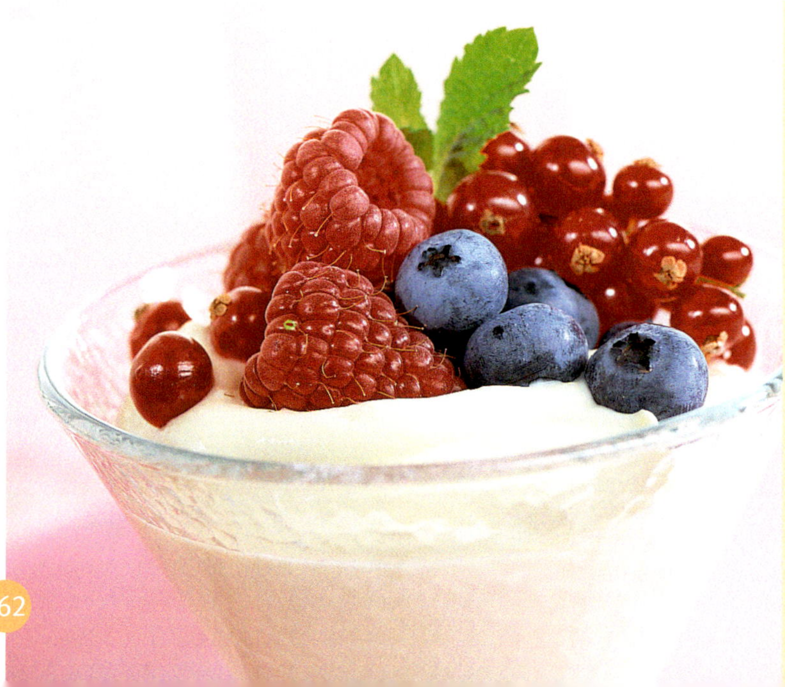

Joghurt und frische Früchte: Mit einem solchen Dessert bekommt der Körper einen kleinen Eiweißschub – Vitamine, Mineralstoffe und Ballaststoffe gibt's gratis mit dazu.

TIPP

Clever kombinieren für schlanke Muskeln: Mit biologisch hochwertigen Eiweißkombinationen können Sie sich auch ohne Fleisch vollwertig ernähren! Günstige Nahrungsmittelkombinationen sind zum Beispiel:

Getreide + Hülsenfrüchte
Beispiel: Erbsengerichte mit Brot, Bohnen mit Maisfladen (Tortillas), Hirse mit Kichererbsen.

Getreide + Ei/Milch
Beispiel: Müsli, Käsebrot, Pfannkuchen.

Kartoffeln + Ei/Milch
Beispiel: Pellkartoffeln mit Quark, Kartoffeln mit Ei.

Wie viel Eiweiß brauchen Sie also pro Tag? Die Deutsche Gesellschaft für Ernährung empfiehlt etwa 0,8 Gramm pro Kilogramm Körpergewicht. Bei einem Körpergewicht von 60 Kilogramm entspricht das also 48 Gramm Eiweiß pro Tag. Wichtig zu wissen: Proteine können nicht vom Körper gespeichert werden. Sie müssen täglich neu zugeführt werden. Und: Nicht nur die Menge ist wichtig, sondern auch die so genannte Wertigkeit.

Sämtliche Proteine werden aus 20 Aminosäuren gebildet, die in verschiedenen Kombinationen aneinander gereiht werden. Von diesen 20 Aminosäuren kann unser Körper etwa die Hälfte selbst produzieren. Die übrigen sind essenziell – sie müssen mühsam aus proteinreicher Nahrung herausgeklaubt werden.

EINE FRAGE DER QUALITÄT

Je ähnlicher das Nahrungseiweiß dem Körperprotein in der Aminosäurenzusammensetzung ist, desto besser eignet es sich als »Aufbaunahrung«. Diese Ähnlichkeit misst man als biologische Wertigkeit: Je höher diese ist, desto leichter fällt es dem Körper, das Nahrungsweiß in körpereigenes umzuwandeln.

Reines Eiweiß hat mit 100 die höchste biologische Wertigkeit. Andere tierische Lebensmittel wie Fleisch, Fisch und Milch haben eine Wertigkeit von 80 bis 90. Wir nehmen mit Fleisch und Milchprodukten bereits relativ viel Eiweiß tierischen Ursprungs auf. Diese Lebensmittel enthalten jedoch neben dem Eiweiß viele Bestandteile – wie etwa gesättigte Fettsäuren (siehe Seite 55) und Purine –, die sich negativ auf den Fettstoffwechsel auswirken. Aber auch unter pflanzlichen Lebensmitteln gibt es Protein-Stars: Samen, Kerne, Hülsenfrüchte, Nüsse, Kartoffeln und Getreideprodukte. Außerdem enthalten pflanzliche Eiweißquellen meist mehr gesunde ungesättigte Fettsäuren und sind cholesterinfrei.

Wer geschickt kombiniert, kann sogar pflanzliche Protein-Minimalisten in hochwertige Eiweißquellen verwandeln (siehe Kasten links). Diese Kombinationen liefern sehr hochwertige Eiweißmischungen und können daher vom Körper besonders gut verarbeitet werden.

Straffe Power mit Eiweiß

→ **Gönnen Sie sich regelmäßig** einen Eiweißshake? Verzichten Sie darauf! Ihr Body wird dadurch nicht schneller muskulöser. Obwohl Eiweiß der wichtigste Muskelbaustein ist, folgt auf erhöhte Zufuhr nicht automatisch auch das erhoffte Muskelwachstum. Denn überflüssige Kraftnahrung wird einfach wieder ausgeschieden. Mit den empfohlenen 0,8 Gramm Eiweiß pro Kilogramm Körpergewicht sind Sie bestens bedient. Verteilen Sie die Aufnahme über den ganzen Tag: Ihr Körper kann kleine Portionen besser nutzen.

→ **Ein besonders wichtiger Eiweißbaustein** ist Tryptophan. Reichlich zu finden in Salat, Gemüse, Milch, Joghurt, Fisch, Huhn und Truthahn. Die Aminosäure hilft, dass unser Gehirn ausreichend mit Serotonin versorgt wird. Dieses Hormon hebt die Stimmung und fördert die mentale Fitness.

→ **Auch Schreibtischtäter** können einen Eiweißkick als Turbo einsetzen. Eiweißmangel beeinträchtigt schnell Ihre Leistungsfähigkeit im Büro. Tipp: Ein Glas Milch mit pürierten Früchten ist ein superschneller Muntermacher für zwischendurch.

13. Tag

Schöne Beine – knackiger Po

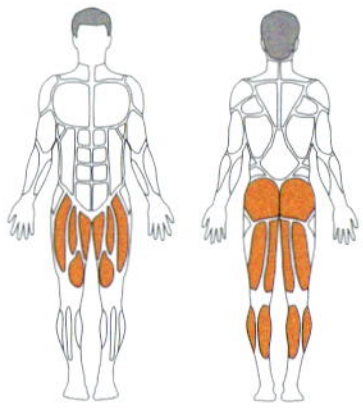

Let's move

Wählen Sie einen der ab Seite 18 vorgestellten Kardio-Moves aus, um innerhalb von 60 Sekunden auf Touren zu kommen.

Let's work

1 SUMO-KNIEBEUGE

→ Die Beine weit öffnen, Fußspitzen und Knie zeigen schräg nach außen. Halten Sie zwei Kurzhanteln etwa auf Höhe der unteren Rippen vor den Körper. Brustbein anheben, die Schultern aktiv nach hinten und unten ziehen. Spüren Sie ganz bewusst die leichte Spannung zwischen den Schulterblättern.

→ Beugen Sie jetzt langsam die Knie. Wenn möglich, senken Sie den Po ruhig bis unter Kniehöhe ab – ansonsten stoppen Sie etwas über der 90-Grad-Position. Den Oberkörper dabei ein wenig nach vorn führen, das Brustbein bleibt angehoben.

→ Langsam zurück in die Startposition, die Knie bleiben aber weiterhin leicht gebeugt.

→ 2–3 Sätze à 10–15 Wiederholungen.

1

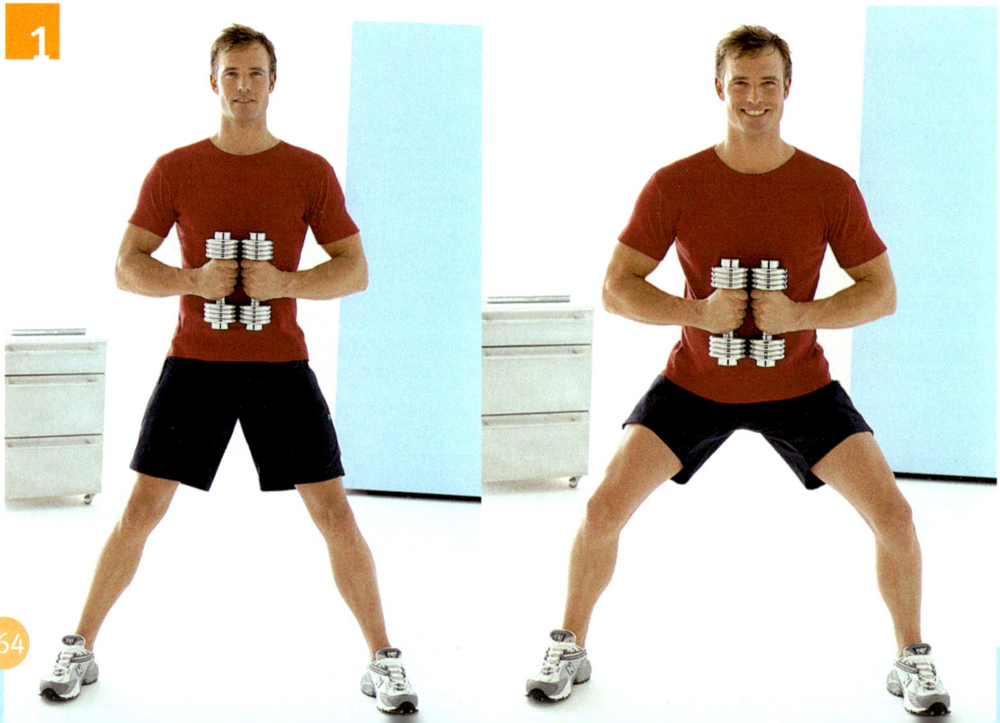

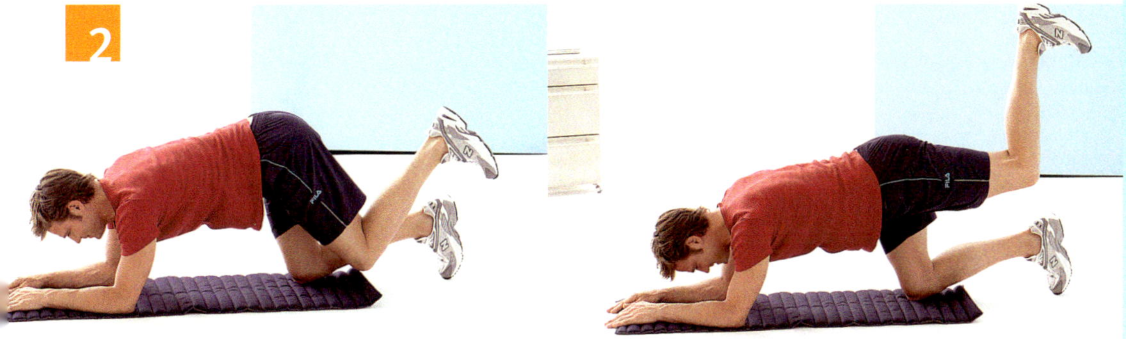

2 GESÄSS-KICKS

→ Ausgangsposition ist der Vierfüßlerstand. Stützen Sie sich auf Unterarmen und Knien ab, die Finger zeigen nach vorn.

→ Das linke Knie vom Boden lösen und heben, bis Rücken und Oberschenkel eine Linie bilden. Zusätzlich die Bauchmuskulatur anspannen.

→ Ober- und Unterschenkel bilden stets einen rechten Winkel. Spannung kurz halten, dann senken. Danach wiederholen Sie das Ganze mit dem anderen Bein.

→ Pro Seite 2–3 Sätze à 15–20 Wiederholungen.

Für Fortgeschrittene: Ziehen Sie aus der gleichen Ausgangsposition ein Bein zur Brust.

→ Führen Sie das Bein anschließend nach hinten, bis die Hüfte vollständig gestreckt ist.

→ Pro Seite 2–3 Sätze à 15–20 Wiederholungen.

Let's stretch

3 DEHNUNG DER HINTEREN OBERSCHENKELMUSKELN

→ Sie sitzen mit gestreckten Beinen am Boden. Ein zusammengerolltes Handtuch um die Fußsohlen legen und beide Enden greifen. Ziehen Sie an dem Tuch, bis es richtig straff ist.

TIPP **Die Gesäß-Kicks** sind eine der absoluten Top-Übungen für die Pomuskulatur.

→ Nun ziehen Sie den Oberkörper mit Hilfe des Tuchs vorsichtig zu den Oberschenkeln nach vorn. Der Rücken bleibt dabei gerade und das Brustbein angehoben. Atmen Sie während der Dehnung ruhig und gleichmäßig weiter.

→ Die Dehnung 10–15 Sekunden lang halten und 1- bis 2-mal wiederholen.

TIPP **Wenn Sie sich mit dem Po** so nahe wie möglich an eine Wand setzen, vermeiden Sie ungewollte Ausgleichsbewegungen.

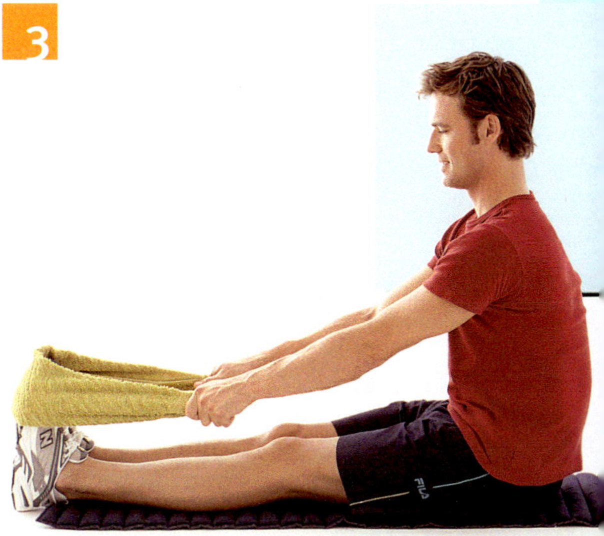

Ballaststoffe – gar nicht überflüssig

Schale, Kerne, harte Rinden ... viele Nahrungsmittel enthalten unverdauliche Bestandteile, die so genannten Ballaststoffe. Als Ballaststoffe bezeichnet man eine Vielzahl von Kohlenhydraten und anderen Verbindungen, die zu Unrecht lange Zeit als überflüssig angesehen wurden. Bekannte Ballaststoffe sind etwa Zellulose oder Pektine. Das sind die Schalen, Gerüst- und Stützsubstanzen von Obst, Gemüse und Getreide. Außerdem sind sie in Leinsamen, Weizen- oder Haferkleie in konzentrierter Form enthalten.

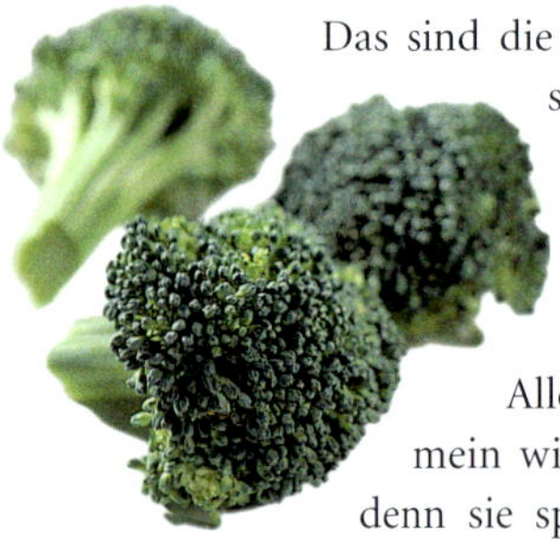

Alle diese Faserstoffe sind ungemein wichtig für unsere Gesundheit, denn sie spielen eine Schlüsselrolle bei Verdauung und Stoffwechsel. Und sie entfalten ihre positive Wirkung bereits im Mund: Sie müssen lange gekaut werden, dadurch hat unser Gehirn genügend Zeit, die Nahrungsaufnahme wahrzunehmen und das Hungergefühl abzuschalten. Aus dem gleichen Grund regen sie die Durchblutung des Zahnfleisches an.

Ballaststoffe helfen auch ganz nebenbei, das Körpergewicht zu regulieren: Weil sie schwer verdaulich sind, lässt nach einer ballaststoffreichen Mahlzeit der Hunger länger auf sich warten. Faserreiche Lebensmittel quellen im Magen auf und dehnen die Magenwand. Die dort ansässigen Nerven melden dem Gehirn daraufhin ebenfalls Sättigung!

Nach den Mahlzeiten sorgen die gesunden Sattmacher dafür, dass der Blutzuckerspiegel ganz langsam und gleichmäßig ansteigt. Angenehme Folge: Die Insulinausschüttung ist niedrig (siehe Seite 59), Sie werden gleichmäßig mit neuer Energie versorgt und haben länger »Hungerfrei«. Außerdem schützen Ballaststoffe die Nährstoffe in den Nahrungsmitteln, sorgen so für eine Zufuhr von wertvollen Begleitsubstanzen wie Proteinen oder Mineralstoffen und bringen Ihren Körper auf Vordermann, ohne Ihnen dafür auch nur eine einzige Kalorie in Rechnung zu stellen.

BALLAST MIT GARANTIERTER WOHLFÜHLWIRKUNG

Im Darm regeln Ballaststoffe die Verdauung und sorgen weiter dafür, dass der Magen nicht so schnell wieder zu knurren beginnt. Das Sättigungsgefühl hält vor, denn Fasern wie etwa Getreideschalen haben die Fähigkeit, bis zum 200fachen des Eigengewichts Wasser aufzusaugen. Das zwingt Sie zum Trinken – Ihr Magen füllt sich.

Tipp: Am besten sind wasserlösliche Ballaststoffe, zum Beispiel aus Haferflocken, die besonders viel Wasser entziehen, stark aufquellen und dadurch länger im Magen verweilen. Nicht zuletzt stimmen Ballaststoffe einen gereizten Magen versöhnlich, indem sie Säuren abpuffern.

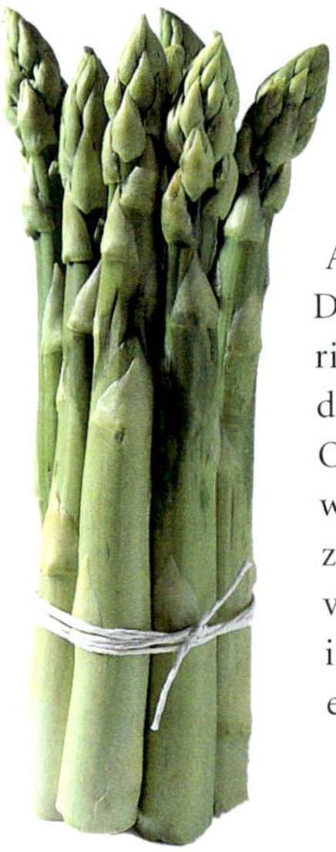

Nebenbei erledigen die unverdaulichen Faserstoffe auch noch das große Reinemachen. Sie binden Gifte an den Darminhalt und erleichtern das Ausscheiden des Verdauungsmülls. Dabei entsorgen sie auch gleich cholesterinhaltige Gallensäure und senken damit das Blutcholesterin.

Ohnehin geht mit Ballaststoffen alles ein wenig schneller: Ballaststoffreiche Mahlzeiten regen die Darmmobilität an und verhindern damit Verstopfungen, indem sie bereits nach 40 Stunden für einen »großen Hausputz« sorgen.

TIPP

Und so könnte ein Ballaststoffreicher Tag für Sie aussehen:
Zum Frühstück frisches Obst in Müsli, Joghurt oder als Beilage zum Brot.
Zwischendurch Obst oder eine Scheibe Brot mit Gurkenscheiben, Paprikastreifen, Karottenstiften oder Tomate.
Zum Mittagessen einen frischen Salat und reichlich Gemüse als Hauptgericht.
Am Nachmittag etwas Obst.
Zum Abendessen Salat oder Gemüserohkost zum Dippen in Kräuterquark.

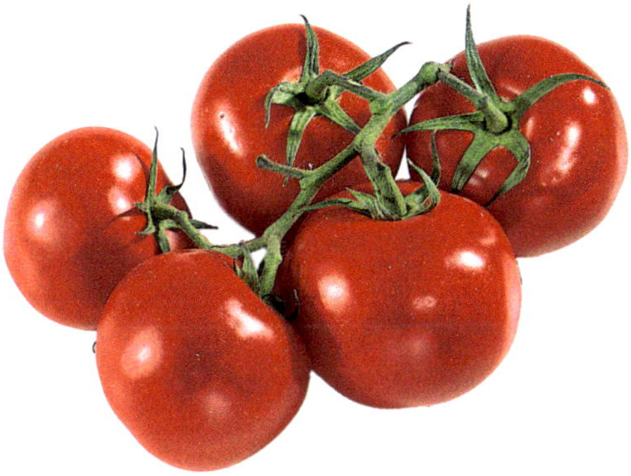

Anschließend passieren die Ballaststoffe keineswegs unverrichteter Dinge den Verdauungstrakt. Denn einige – die Pflanzenzellwände, um genau zu sein – werden von Darmbakterien zu kurzkettigen Fettsäuren abgebaut. Über diesen Weg helfen sie, Dickdarmkrebs zu hemmen.

UND WIE VIEL BALLAST DARF'S FÜR SIE SEIN?

Etwa dreißig Gramm Ballaststoffe sollten Sie am Tag essen, um eine optimale Wirkung zu erzielen. Das tun leider die wenigsten! Dabei kommt man wirklich leicht auf diese Menge: Etwa vier Scheiben Vollkornbrot und zwei Äpfel oder zwei Orangen, Birnen und Möhren reichen schon aus.
Da die Zellwände bei der Verarbeitung von Getreide entfernt werden, stecken in Vollkornbrot mehr Ballaststoffe als in Weißbrot, in Naturreis mehr als in weißem Reis. Also ein weiterer Grund, vollwertig zu genießen. Besonders viele Verdauungshilfen finden Sie auch in Kleie, Müsli, Brokkoli, Rotkohl, Rosenkohl, Blumenkohl, Kohlrabi und Äpfeln.
Damit wirklich nichts schief gehen kann, haben wir Ihnen einen kleinen Speiseplan zusammengestellt (siehe Kasten links). Als Grundregel gilt: Essen Sie fünfmal am Tag Gemüse und Obst, am besten: drei Portionen Gemüse und zwei Portionen Obst, insgesamt etwa 600 Gramm.

Essen Sie Ballaststoff-Hits!

Mit diesen Lebensmitteln können Sie ganz leicht wertvollen Ballast aufladen:

Getreideprodukte:	
Roggenknäckebrot	14,0
Vollkornnudeln ohne Ei	9,1
Vollkornkekse	8,1
Vollkornmüsli mit Trockenobst	8,0
Roggenvollkornbrot	7,7
Vollkorntoast	7,1
Haferflocken	5,4
Gemüse und Hülsenfrüchte:	
Bohnen, weiß	17,0
Linsen	10,6
Erbsen	4,3
Grünkohl	4,2
Zuckermais	3,7
Brokkoli	3,0
Sojasprossen	2,6
Obst:	
Feigen, getrocknet	9,6
Datteln, getrocknet	9,2
Pflaumen, getrocknet	9,0
Rosinen	5,4
Kiwis	3,9
Brombeeren	3,2
Bananen	3,1

(Angaben in Gramm pro 100 Gramm)

14. Tag

Workout-Quickie für Brust & Rücken

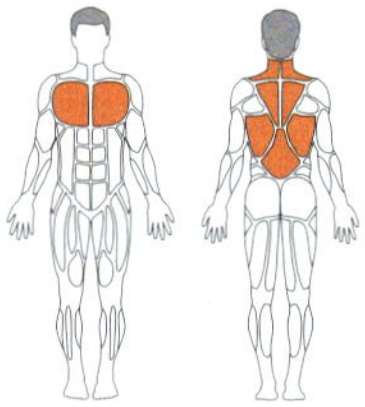

Let's move

Wählen Sie einen der ab Seite 18 vorgestellten Kardio-Moves aus, um innerhalb von 60 Sekunden auf Touren zu kommen.

Let's work

1 FLIEGENDE BEWEGUNG

→ Mit einer Kurzhantel in jeder Hand legen Sie sich in Rückenlage auf eine Trainingsmatte. In dieser Position halten Sie die fast gestreckten Arme in Höhe der Brustmitte so, dass die Handflächen zueinander zeigen. Kopf und Nacken können Sie auch bei dieser Übung durch ein zusammengerolltes Handtuch stützen.

→ Jetzt die Hanteln in einem weiten Bogen nach unten bewegen. Der leichte Winkel im Ellbogengelenk verändert sich dabei nicht.

→ Kurz bevor Ihre Arme den Boden berühren, heben Sie die Hanteln mit dem Ausatmen wieder bis zur Senkrechten nach oben.

→ 2–3 Sätze à 10–15 Wiederholungen.

Achtung: Wichtig ist, dass Sie während der gesamten Übung den Winkel des Ellbogengelenks nicht verändern. Achten Sie darauf, dass die Bewegung nur im Schultergelenk stattfindet. Denn sobald Sie Ihre Ellbogen beugen, unterstützt der Trizeps die Bewegung, die Brustmuskulatur wird entlastet und nicht mehr effektiv trainiert.

Für Fortgeschrittene: Noch anspruchsvoller wird die Übung, wenn Sie die Arme am Ende der Aufwärtsbewegung vor dem Oberkörper überkreuzen. Auf diese Weise verstärken Sie noch die Kontraktion der Muskeln.

→ 2–3 Sätze à 10–15 Wiederholungen.

1

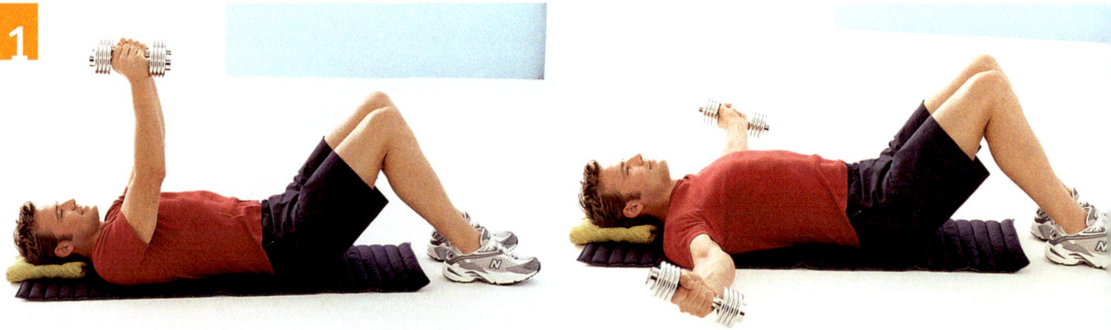

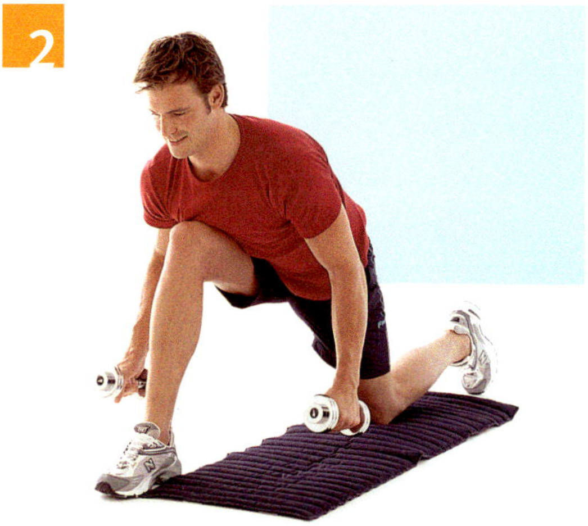

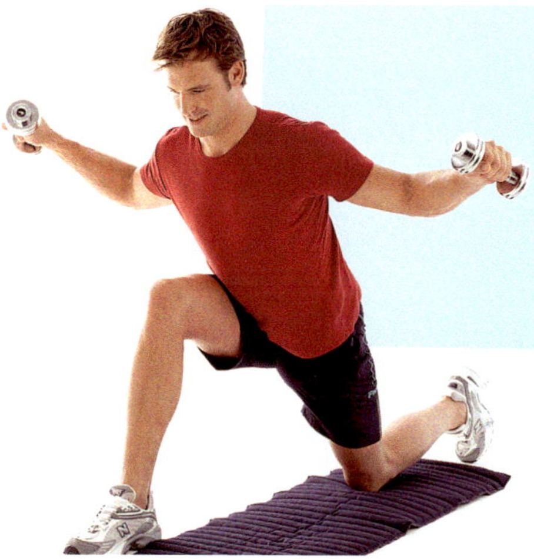

2 VORGEBEUGTER LIFT

→ Sie halten in jeder Hand eine Kurzhantel. Stehen Sie im Ausfallschritt, die Füße in einem etwas mehr als hüftbreiten Abstand. Aus dieser Position erreichen Sie den Kniestand, indem Sie nach unten gehen, bis das Knie des hinteren Beins die Matte berührt und das vordere in einem 90-Grad-Winkel gebeugt ist.

→ Lehnen Sie nun den Oberkörper schräg nach vorn, das Brustbein ist dabei angehoben.

→ Heben Sie jetzt die Arme seitlich bis auf Schulterhöhe an und führen Sie dabei die Schulterblätter so weit wie möglich zusammen. Ihre Ellbogen bleiben dabei stets etwas gebeugt, Kopf und Rücken bilden eine Linie, der Blick ist nach unten gerichtet.

→ 2–3 Sätze à 10–15 Wiederholungen.

Achtung: Es ist sehr wichtig, dass die Handgelenke stets eine Linie mit den Unterarmen bilden und nicht nach oben oder unten abknicken.

TIPP **Sitzen Sie im Büro** oft mit eingefallener Brust und rundem Rücken am Schreibtisch? Dann ist der vorgebeugte Lift das Richtige für Sie: Diese Übung sorgt für den nötigen Ausgleich!

Let's stretch

3 RÜCKENWOHL

→ Sie sitzen im lockeren Schneidersitz. Die Hände ineinander verschränken und die Arme in Brusthöhe vor dem Oberkörper ausstrecken.

→ Das Becken nach vorn kippen, der Rücken wird rund. Die Arme möglichst weit nach vorn ziehen, so dass die Schulterblätter sich auseinander bewegen.

→ Die Dehnung 10–15 Sekunden lang halten und 1- bis 2-mal wiederholen.

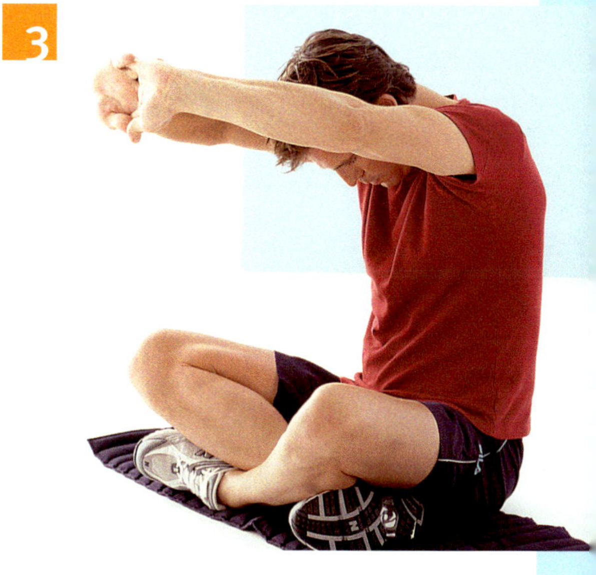

»Fürchte Dich nicht vor dem langsamen Vorwärtsgehen, fürchte Dich nur vor dem Stehenbleiben.«

(Chinesisches Sprichwort)

3. Woche

Warum mache ich das überhaupt?

Beantworten Sie sich diese Frage ganz ehrlich. Schreiben Sie die Antwort auf einen Zettel und kleben Sie diesen an die Kühlschranktür, den Badezimmerspiegel – egal wohin. Hauptsache, Sie haben ihn mehrmals am Tag vor Augen, so dass Sie Ihrem inneren Schweinehund immer, wenn er mal wieder kläffen möchte, mit diesem Spruch Paroli bieten können.

Ein weiterer Killergedanke: Andere können alles besser. So machen Sie sich die Sache nur schwer. Lenken Sie den Blick weg von Defiziten. Jeder geht mit anderen individuellen Voraussetzungen an den Start, mit eigenen Stärken und Schwächen. Meiden Sie deshalb Vergleiche, die nur darauf hinauslaufen, zu entdecken, was bei Ihnen nicht so gut klappt. Besinnen Sie sich stattdessen auf Ihre Stärken. Und bleiben Sie auf dem Teppich: Wer sich Ziele setzt, muss wissen, was möglich ist – und was nicht. Legen Sie die Messlatte genau so hoch, dass Sie gerade rüberkommen.

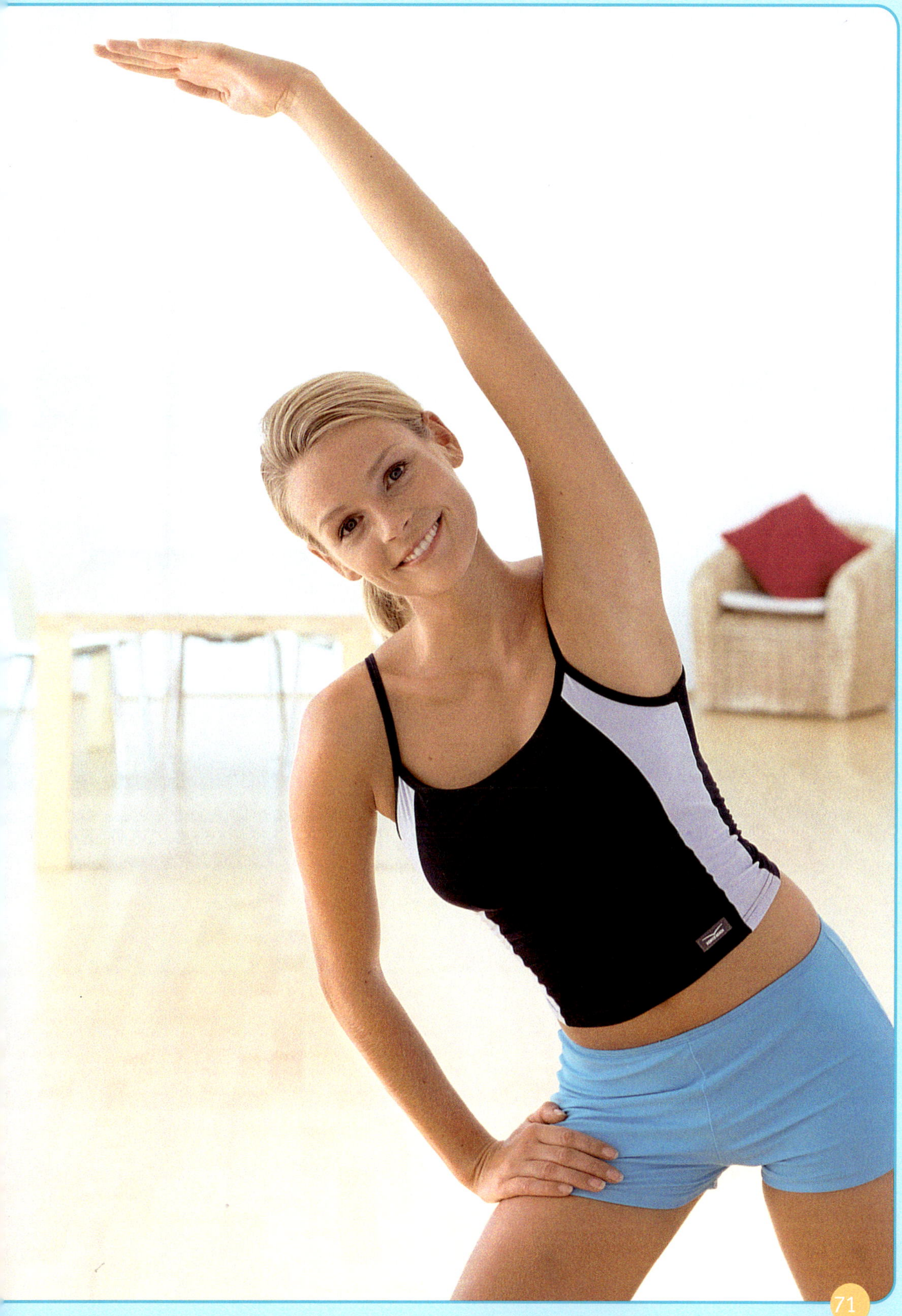

15. Tag

Schöne Schultern & flacher Bauch

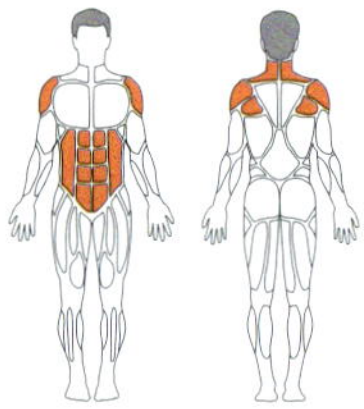

Let's move

Wählen Sie einen der ab Seite 18 vorgestellten Kardio-Moves aus, um innerhalb von 60 Sekunden auf Touren zu kommen.

Let's work

1 SCHULTERROTATION

→ Sie stehen mit hüftbreit geöffneten Beinen und angehobenem Brustbein aufrecht da, in jeder Hand eine Kurzhantel.
→ Heben Sie die Arme seitlich bis auf Schulterhöhe. Winkeln Sie die Arme im rechten Winkel an, die Unterarme zeigen senkrecht nach oben.

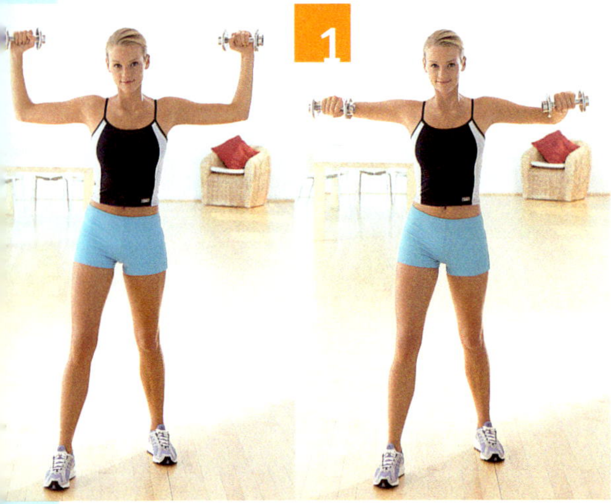

→ Drehen Sie nun langsam die Unterarme nach unten. Dann ohne Schwung wieder anheben.
→ 2–3 Sätze à 10–15 Wiederholungen.

Achtung: Halten Sie die Oberarme bei Drehung der Unterame immer in gleicher Position waagerecht.

2 KÄFER

→ Sie liegen in Rückenlage, die Schultern leicht angehoben, der Bauch angespannt. Die Arme liegen nach hinten ausgestreckt neben dem Kopf.
→ Nun das rechte Bein gebeugt zum Bauch ziehen und gleichzeitig den linken Arm diagonal zum rechten Fuß führen. Ohne Pause in einer fließenden Bewegung zur anderen Körperseite wechseln.
→ 2–3 Sätze à 10–15 Wiederholungen.

Achtung: Je flacher über dem Boden sich Ihre ausgestreckten Beine befinden, desto intensiver wird die Übung, aber um so schwieriger wird es auch, nicht ins Hohlkreuz zu fallen. Sollten Sie merken, dass sich der untere Rücken von der Matte löst, heben Sie die Beine weiter an. Oder Sie machen einfach eine kleine Pause.

TIPP

Um Fehlbelastungen zu vermeiden, achten Sie darauf, dass Sie sich stets in einem gleichmäßigen Rhythmus bewegen.

2

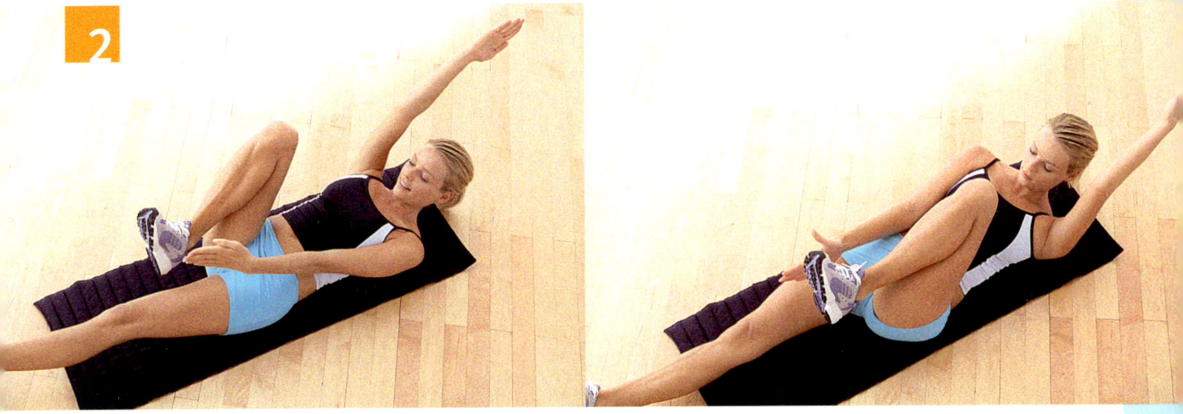

Für Fortgeschrittene: Legen Sie beide Hände an Ihren Hinterkopf. Drücken Sie dabei die Arme weit nach außen. Bewegen Sie anschließend Ihre Ellbogen abwechselnd jeweils zum gegenüberliegenden Knie.

→ 2–3 Sätze à 10–15 Wiederholungen.

TIPP

Führen Sie die Übungen nicht nur mechanisch aus: Genießen Sie das Gefühl der Kraft! Es ist unglaublich motivierend, wenn Sie spüren, wie die einzelnen Muskeln arbeiten und welches Potenzial in Ihnen steckt.

Let's stretch

3 BAUCHSTRAFF

→ Sie liegen in Bauchlage auf der Matte und stützen sich in etwa schulterbreitem Abstand mit gebeugten Armen vor dem Kopf ab.

→ Strecken Sie nun die Arme langsam aus. Dabei heben Sie den Oberkörper, ohne das Becken vom Boden zu lösen. Ziehen Sie die Schultern nach hinten unten, um so die Dehnung zu intensivieren.

→ Langsam die Spannung lösen und den Oberkörper wieder entspannt auf der Matte ablegen.

→ Die Dehnung 10–15 Sekunden lang halten und 1- bis 2-mal wiederholen.

3

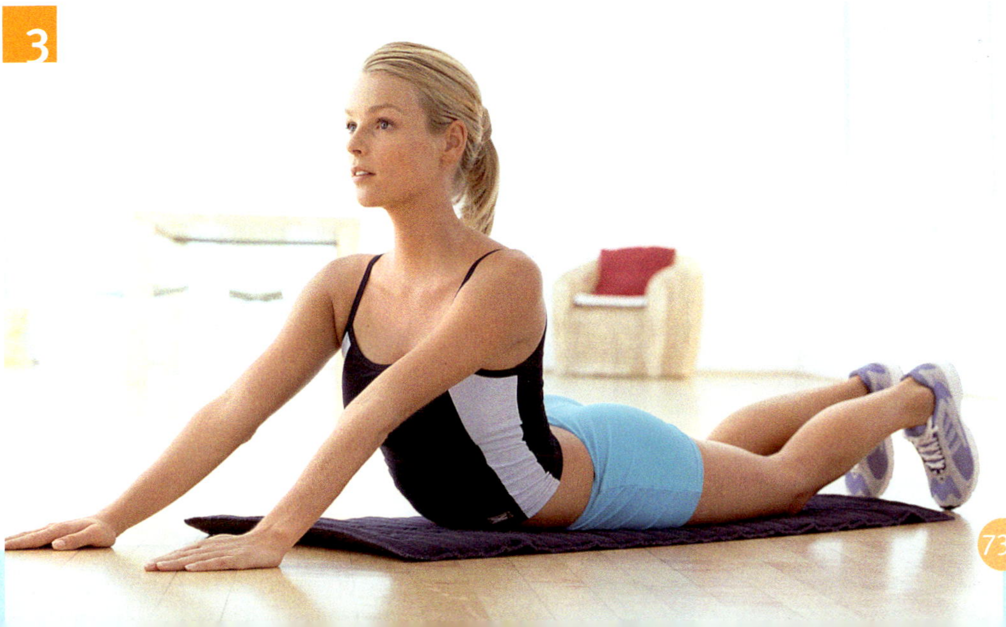

Stress, lass nach!

8 Tipps für einen entspannteren Alltag

1 Stresskick – oft besser als sein Ruf

Bevor Sie über Stress schimpfen, denken Sie daran: Stress hat Sie schon durch manche Prüfung getrieben und auch in harten Zeiten am Laufen gehalten. Der Stressreflex, der unseren Vorfahren in brenzligen Situationen geholfen hat, mit heiler Haut davonzukommen, ist fest in unserem genetischen Programm verankert: Alle Organe sind in Alarmbereitschaft, der Körper wird so auf Flucht oder Angriff programmiert. Stresshormone werden ausgeschüttet, das aktiviert Herz und Kreislauf. Alle lebenswichtigen Organe – Herz, Hirn und Muskeln – werden besser mit Blut versorgt, alles ist bereit für körperliche und geistige Höchstleistungen.

2 Taten statt Worte

Wenn Sie die Stress-Energie in Handlungen umsetzen, können Sie viel erreichen. Positiver Stress, auch »Eustress« genannt, setzt eine geradezu beflügelnde Power frei. Als Dauerzustand macht jedoch jede Art von Stress krank. Statt leistungsfähiger werden Sie schlapper, unkonzentrierter, gereizter ... Kopfschmerzen, Erschöpfung und Schlafprobleme sind körperliche, Resignation, Ärger, Wut und Depressionen können psychische Folgen sein. Versuchen Sie nicht, den Stress abzuschalten: Akzeptieren Sie ihn und nutzen Sie die Kraft, die er Ihnen gibt.

3 Schaffen Sie sich Höhepunkte!

Auch wenn's im Job noch so anstrengend war, lassen Sie sich nicht einfach aufs Sofa fallen, um vorm Fernseher abzuschlaffen. Unternehmen Sie lieber noch etwas. Wenn Sie Ihr 8-Minuten-Workout bereits hinter sich haben, verabreden Sie sich für Kino, Club oder Sauna oder verbringen Sie einen schönen Abend mit Ihrer Familie – das nimmt dem Stress die Spitze. Vereinbaren Sie möglichst oft Wohlfühl- und Fun-Termine. Und: Lieben Sie. Sex entspannt ungemein.

4 Lassen Sie den Tiger raus!

Ein gestresster Köper steckt voller Tatendrang und will losschlagen. Auch wenn Sie glauben, dass kein Funken Energie mehr für Sport übrig geblieben ist – Ihr Körper will die angestauten Energien loswerden. Ein Grund mehr für Ihr tägliches Workout, denn die Stresshormone Adrenalin, Noradrenalin und Kortisol werden in Windeseile abgebaut.

5 Ganzheitlich gegen den Stress

Gerade in hektischen Zeiten ist gesunde Ernährung Trumpf: Sorgen Sie vor allem für ausreichend Vitamin B1 und B6 (siehe ab Seite 102). Achten Sie auch darauf, genügend Magnesium aufzunehmen (siehe Seite 107). Auf Alkohol und Nikotin sollten Sie in Stressphasen sowieso wenn irgend möglich verzichten. Auch wenn Sie dadurch kurzfristig Erleichterung spüren, belasten Sie damit Ihren Körper zusätzlich und müssen später dafür büßen.

6 Immer schön der Reihe nach ...

In Stress-Situationen nicht die Hände überm Kopf zusammenschlagen, sondern zupacken – und zwar immer schön der Reihe nach. Arbeiten Sie Ihre Aufgaben Schritt für Schritt nach ihrer Priorität ab. Schon während des Ordnens Ihrer Tätigkeiten nach ihrer Dringlichkeit werden Sie merken, wie der Stress allmählich nachlässt.

7 Zu viel Einsatz lohnt nicht immer

Wer im Büro sein Bett aufschlägt, erntet für seinen Einsatz nicht unbedingt die verdiente Anerkennung. Das kann auf Dauer ganz schön frustrieren. Denken Sie immer daran: Es ist Ihr Leben! Und deshalb ist es enorm wichtig, dass Sie nicht aus den Augen verlieren, was Ihnen eigentlich wichtig ist. Vielleicht reiben Sie sich ja gerade für etwas auf, was Ihnen im Grunde nichts bedeutet. Schaffen Sie sich regelmäßig Ruhezeiten, in denen Sie wieder zu sich und Ihren Zielen finden.

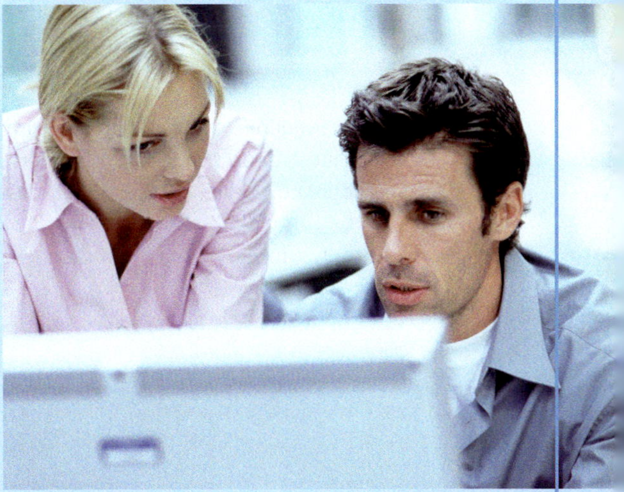

8 Auszeiten fest mit einplanen

Kalkulieren Sie immer etwas mehr Zeit für geplante Aktivitäten ein, als Sie voraussichtlich brauchen. So schaffen Sie sich Ruhepausen, um neue Kräfte zu sammeln. Wenn Ihr Terminkalender eh schon aus allen Nähten platzt, beginnen Sie den Tag lieber eine halbe Stunde früher – und gönnen Sie sich zwischendurch immer mal eine kleine Auszeit zum Durchatmen.

16. Tag

Bizeps, Trizeps – Arme in Bestform

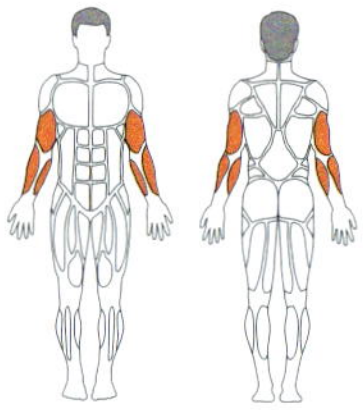

Let's move

Wählen Sie einen der ab Seite 18 vorgestellten Kardio-Moves aus, um innerhalb von 60 Sekunden auf Touren zu kommen.

Let's work

1 HAMMERCURLS

→ Stehen Sie im Ausfallschritt, Ihre Schultern ziehen Sie aktiv nach hinten und unten. Die Arme befinden sich längs am Körper, eine Kurzhantel in jeder Hand. Die Handflächen sind nach innen gerichtet, die Daumen zeigen nach oben.

1

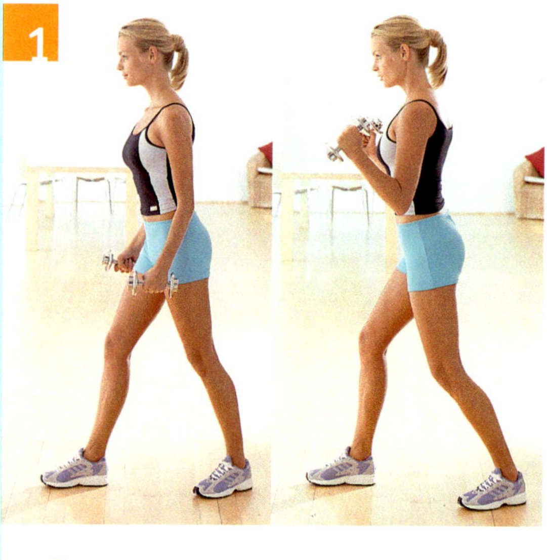

→ Beginnen Sie nun, die Gewichte zu Ihren Schultern zu führen und senken Sie sie anschließend wieder, ohne jedoch die Arme dabei vollständig durchzustrecken.

→ 2–3 Sätze à 10–15 Wiederholungen.

Achtung: Halten Sie während der gesamten Übung Ihre Handgelenke immer in der gleichen Position: nicht abknicken! Um Ihren Bizeps so intensiv wie möglich zu fordern, halten Sie während der Übung Ihre Ellbogen seitlich des Oberkörpers, ohne dass sie nach hinten oder nach vorn mitschwingen! Sie können den Schwung am einfachsten reduzieren, indem Sie zu Beginn und am Ende jeder Bewegung einige Sekunden ganz bewusst die Spannung halten.

Für Fortgeschrittene: Verstärken Sie die Intensität weiter, indem Sie am Ende des Satzes Teilwiederholungen ausführen, um den Muskel so vollständig wie möglich zu ermüden. Halten Sie die maximale Kontraktion für einige Sekunden, bevor Sie das Gewicht langsam zurück in die Ausgangsposition senken.

→ 2–3 Sätze à 10–15 Wiederholungen.

TIPP

Mit dieser Übung trainieren Sie den unteren Bizepsbereich und die Unterarmmuskulatur besonders gut.

2

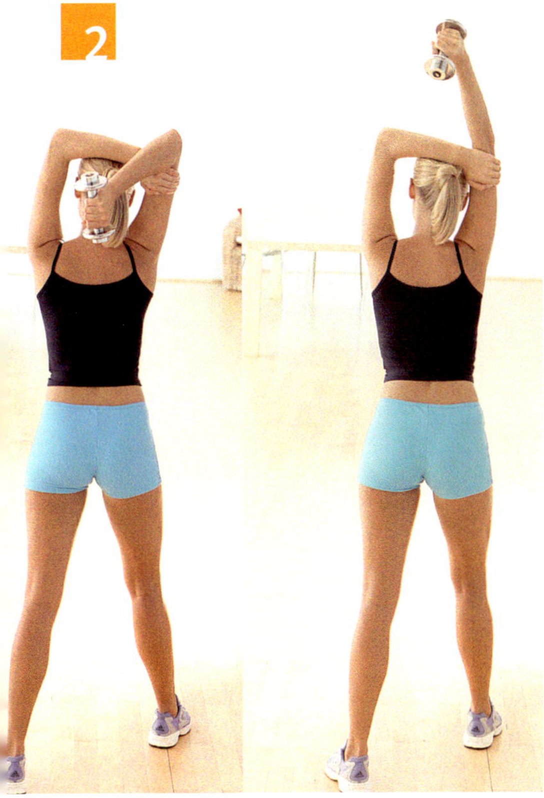

zeigt nach oben. Mit dem anderen Arm stützen Sie den belasteten Oberarm in seiner Position.

→ Jetzt ausatmen, das Gewicht mit geradem Handgelenk hochdrücken, dann wieder absenken.

→ Nach jedem Satz wechseln Sie den Arm.

→ Pro Seite 2–3 Sätze à 10–15 Wiederholungen.

Achtung: Die Arme nie völlig durchstrecken, keine zu großen Bewegungen, Gelenke nicht überstrecken. Sonst besteht die Gefahr, dass Ihre Knochen, Bänder und Sehnen zu stark belastet werden.

Let's stretch

3 BRUST- UND ARMSTRETCH

→ Aus dem Vierfüßlerstand neigen Sie den Oberkörper etwas nach vorn und strecken einen Arm möglichst weit zur Seite aus, während Sie sich mit dem anderen abstützen.

→ Drücken Sie jetzt die Schulter des gestreckten Arms zum Boden, gleichzeitig ziehen Sie die Schulter des Stützarms nach oben. Die Position der Oberschenkel bleibt unverändert.

→ Die Dehnung 10–15 Sekunden lang halten, auf jeder Seite 1- bis 2-mal wiederholen.

2 TRIZEPSSTRECKUNG HINTER DEM KOPF

→ Sie sitzen auf einem Stuhl oder stehen in einem leichten Ausfallschritt. Der Po ist angespannt, der Bauchnabel eingezogen, beide Arme sind nach oben gerichtet, einer hinter dem Nacken gebeugt.

→ In der Hand des gebeugten Arms halten Sie eine Kurzhantel auf Nackenhöhe, der Ellbogen

TIPP

Sie können die Trizepsstreckung auch auf einem Stuhl sitzend ausführen.

3

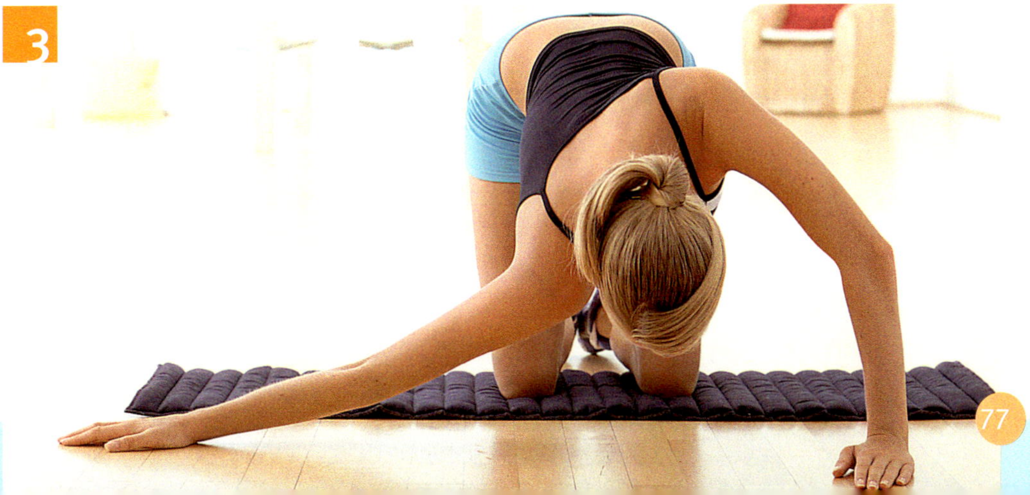

Atmen ist Leben – Energie aus der Luft

Ein, aus, wieder ein – etwa 18-mal in der Minute tun wir das, 20 000-mal am Tag und ungefähr 500 000-mal im Jahr. Ganz automatisch, ohne darüber nachzudenken. Klappt eigentlich immer, sogar im Schlaf. Doch das stimmt nicht ganz: Bei Hektik, Leistungsdruck und Bewegungsmangel wird die Atmung flach und hastig, die Muskeln verkrampfen. Dieser Spannungszustand wird an das Gehirn gemeldet. Die Konsequenz: Seelische und körperliche Anspannung steigen weiter. Häufig gelangt die Luft unter diesen Umständen nur noch in den obersten Teil der Lunge. Dadurch nimmt die Sauerstoffzufuhr ab, der Anteil an Kohlendioxid im Blut steigt – die Leistungsfähigkeit sinkt, Sie fühlen sich müde und schlapp.

Ob Sie nur nach Luft schnappen oder wirklich richtig durchatmen, können Sie mit einem einfachen Test feststellen: Legen Sie sich in Rückenlage ein Buch auf den Bauch und atmen Sie langsam ein. Was passiert mit dem Buch? Eigentlich sollte es sich heben. Wandert es mit der Bauchdecke nach unten, zeigt das: Sie atmen nicht in den Bauch, sondern in die Brust.

Richtig aufatmen können Sie, wenn sich Ihr Bauch beim Einatmen ausdehnt. Dann hat das Zwerchfell genügend Raum, sich nach unten auszudehnen. Die Bauchatmung bringt Ihnen innere Ruhe und Wohlbefinden.

SO TANKEN SIE LUFTIGE ENERGIE

Aber wieso hängen Atmung und persönliches Wohlbefinden so eng miteinander zusammen? Was passiert beim Luftholen überhaupt? Eingeatmete Luft fließt an Kehlkopf und Stimmbändern vorbei in die Lunge. Dann wandert der Sauerstoff in die Lungenbläschen, weiter in die Lungenkapillaren, um schließlich ins Blut zu gelangen.

Das mit Sauerstoff angereicherte Blut gelangt in die linke Herzkammer und wird von dort aus in den gesamten Körper gepumpt. In den Körperzellen angekommen, wirkt der Sauerstoff als Brennstoff. Nur mit seiner Hilfe können alle Nährstoffe aus der Nahrung verbrannt und damit in Energie umgewandelt werden. Die Energie, die dabei entsteht, beeinflusst Ihre Körpertemperatur, Ihre Leistung – Ihr Leben.

SAUERSTOFF: EIN ALLROUNDTALENT

Dieser besondere Stoff leistet noch viel mehr für unseren Körper: Die natürliche Frischzellenkur verbessert das Immunsystem, transportiert Abfallprodukte schneller ab, hilft gegen Durchblutungsstörungen und Migräne. Beim Ausatmen scheiden Sie dann Kohlendioxid und andere mit der Luft eingeatmete Gase und Staubpartikel aus. Oft denken wir an tiefes Einatmen, vernachlässigen aber das Ausatmen. Dieses ist jedoch wichtig, um beim nächsten Atemzug wieder genügend frischen Sauerstoff aufzunehmen. Achten Sie darauf, kräftig auszuatmen, damit auch wirklich keine verbrauchte Luft in Ihren Lungen zurückbleibt.

Beachten Sie immer auch den natürlichen Atemrhythmus: Ein – Aus – Atempause. Bei Stress vergisst man oft die Pause. Ergebnis: Verspannungen, die den Stress weiter erhöhen. Durch die bewusste Atempause kehren Kraft und Ruhe zurück.

Fazit: Tiefes Durchatmen aktiviert Wohlfühl-Botenstoffe in unserem Gehirn, die so genannten Endorphine. Es ist kein Wunder, dass Gesundheitslehren wie Tai Chi oder Yoga die Kraft des Atmens seit Jahrhunderten nutzen. Die Übungen rechts helfen Ihnen, auch ohne Yoga-Stunde neue Vitalität zu tanken. Am besten versuchen Sie es jetzt sofort! ■

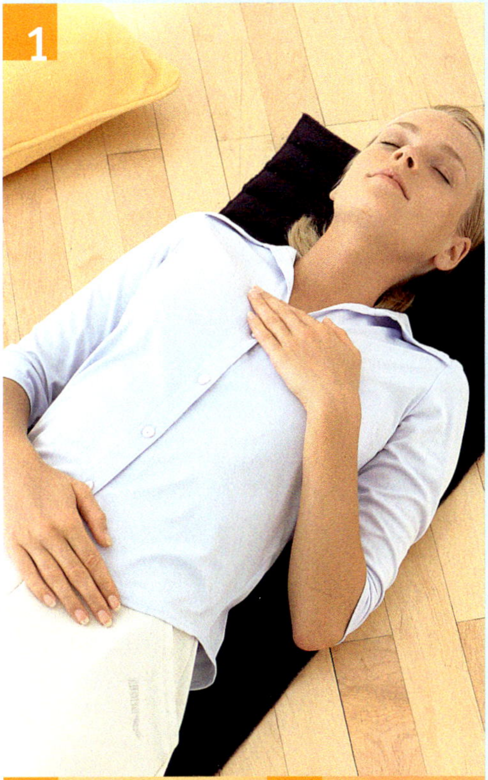

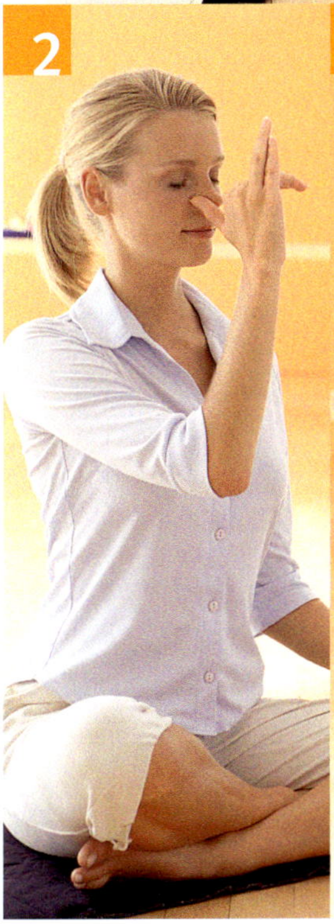

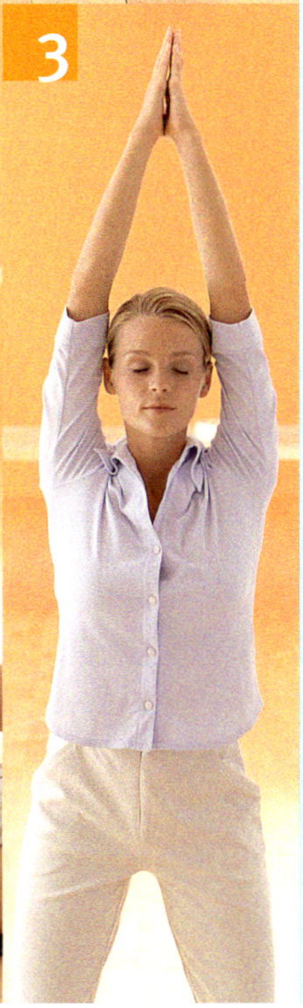

Atmen Sie auf!

Mit entspannten Atemübungen zu mehr Power

1 GANZ TIEF DURCHATMEN!

→ Sie liegen auf dem Rücken, die Hände neben dem Körper, die Augen geschlossen. Atmen Sie bewusst dreimal tief ein und aus. In Gedanken beim Ein- und Ausatmen jeweils bis 5 zählen.

→ Nach zwei Minuten legen Sie beide Hände auf den Brustkorb und atmen ganz bewusst weiter, so dass sich der Brustkorb unter Ihren Händen hebt.

→ Legen Sie jetzt die Hände auf den unteren Bauch, etwas unterhalb des Nabels. Versuchen Sie tief in den Bauch hineinzuatmen.

→ Die rechte Hand bleibt auf dem unteren Bauch, die linke legen Sie auf die Brust. Atmen Sie jetzt langsam und gleichmäßig für etwa 5 Minuten in beide Hände hinein. Fühlen Sie, wie sich die Luft in Brust- und Bauchraum verteilt.

2 SAUERSTOFF TANKEN

→ Sie sitzen bequem im Schneidersitz, die Wirbelsäule aufgerichtet. Legen Sie den linken Handrücken aufs linke Knie. Der Bauch ist entspannt.

→ Legen Sie jetzt den rechten Daumen an den rechten Nasenflügel und den Ringfinger an den linken (Handhaltung siehe Foto).

→ Verschließen Sie nun das linke Nasenloch und atmen Sie ganz langsam durch das rechte ein. Halten Sie die Luft kurz an, dann verschließen Sie das rechte Nasenloch und atmen durch das linke aus. Weiter im Wechsel rechts ein- und links ausatmen.

→ Anfangs zählen Sie dabei in Gedanken bis 4, später bis 6, wenn es für Sie angenehm ist. Die Übung sollte etwa 2 bis 3 Minuten dauern.

3 ENERGIE ATMEN

→ Sie stehen aufrecht, die Knie leicht gebeugt. Gehen Sie Ihren Körper gedanklich von Kopf bis Fuß durch.

→ Atmen Sie zweimal tief ein. Beim dritten Mal die gestreckten Arme langsam über den Kopf heben, die Handflächen nach innen. Die Position so lange halten, wie Sie den Atem anhalten können. Beim Ausatmen die Arme langsam senken.

→ Wiederholen Sie das Ganze 5-mal.

17. Tag

Schöne Beine – knackiger Po

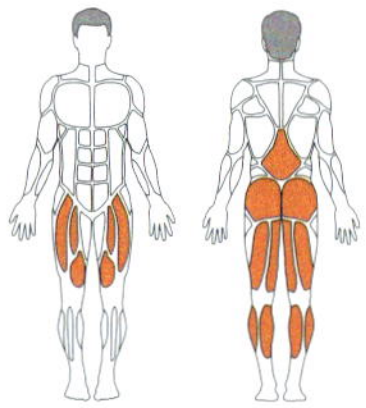

Let's move

Wählen Sie einen der ab Seite 18 vorgestellten Kardio-Moves aus, um innerhalb von 60 Sekunden auf Touren zu kommen.

Let's work

1 KNIEBEUGE IM AUSFALLSCHRITT

→ Nehmen Sie zwei Hanteln in die Hände, gehen Sie aus dem Stand mit einem Bein einen Schritt zurück. Senken Sie das hintere Knie fast bis zum Boden ab, bis sich der Oberschenkel des vorderen Beines parallel zum Boden und das Knie genau über dem Fußgelenk befindet. Etwa zwei Drittel des Körpergewichtes sollten jetzt auf der Ferse des vorderen Beins liegen. Ihr Oberkörper bleibt dabei aufrecht, der Bauch angespannt.

→ Kommen Sie aus dieser Position nun zunächst mit der Hüfte und dem Oberkörper nach oben, bis das vordere Knie fast gestreckt ist.

→ Dann ohne Pause gleich wieder absenken. Nach jedem Satz wechseln Sie das Standbein.

→ Pro Seite 2–3 Sätze à 10–20 Wiederholungen.

2 GESÄSS-LIFT

→ Legen Sie sich flach auf den Rücken und stellen Sie ein Bein mit der Ferse auf den Boden, die Arme entspannt neben dem Körper abgelegt. Das andere Bein ziehen Sie angewinkelt in Richtung Oberkörper.

1

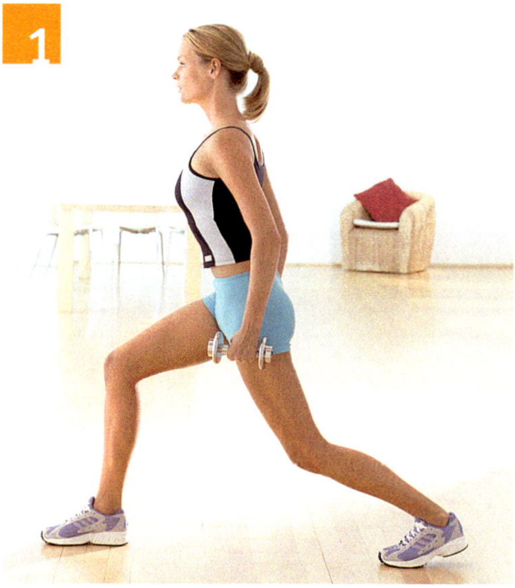

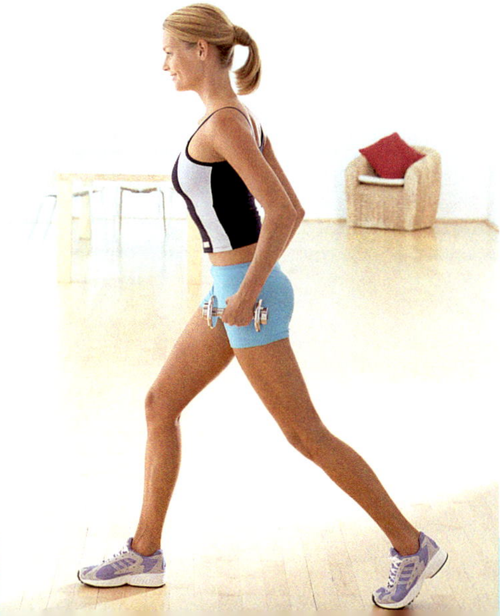

2

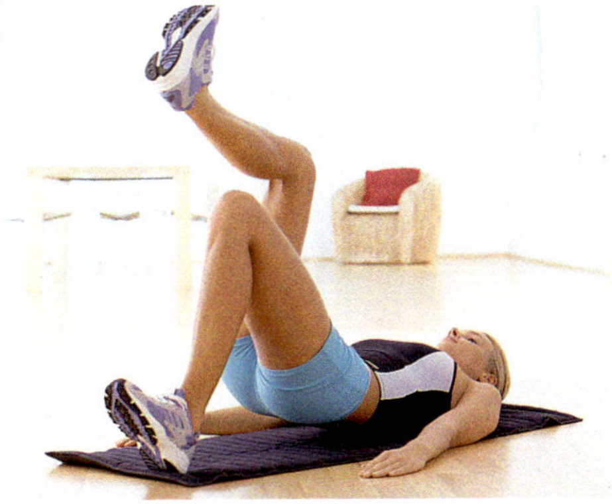

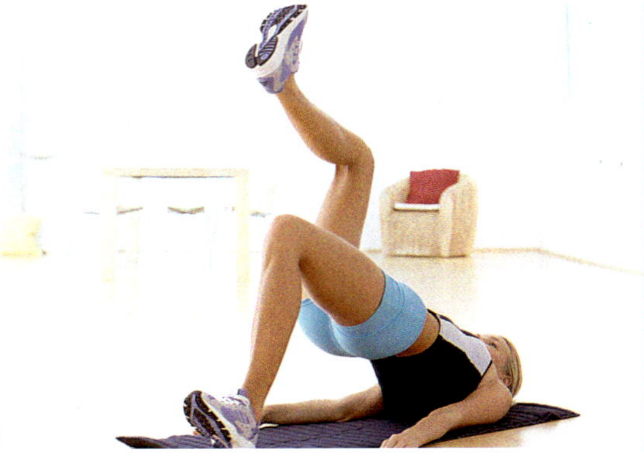

→ Jetzt lösen Sie das Gesäß von der Matte, bis die Oberschenkel und der Rumpf eine gerade Linie bilden. Halten Sie die Spannung in der Po- und Rumpfmuskulatur so, dass Ihr Becken nicht zur Seite kippt.

→ Senken Sie nun das Gesäß langsam einige Zentimeter und heben Sie es dann wieder zurück in die Startposition. Atmen Sie beim Absenken ein und beim Anheben aus. Dann Beine wechseln und alles wiederholen.

→ Pro Seite 2–3 Sätze à 15–20 Wiederholungen.

Für Fortgeschrittene: Nehmen Sie dieselbe Ausgangsposition wie beim Gesäß-Lift ein – nun aber noch ein Bein nach oben ausstrecken.

→ Wenn Sie sich noch mehr zutrauen, stellen Sie beide Fersen nicht auf dem Boden, sondern auf der Sitzfläche eines Stuhls ab, um aus dieser Position den Po-Lift zu starten.

→ Pro Seite 2–3 Sätze à 15–20 Wiederholungen.

Let's stretch

3 PO-STRETCH

→ Setzen Sie sich auf einen Stuhl, den Oberkörper halten Sie gerade, die Schultern sind entspannt. Legen Sie nun einen Fuß auf das Knie des anderen Beins.

→ Drücken Sie das oben liegende Bein vorsichtig nach unten und lehnen Sie Ihren Oberkörper gleichzeitig nach vorn. Der Rücken bleibt dabei weiterhin ganz gerade.

→ Lösen Sie die Stellung behutsam und richten Sie sich langsam wieder auf. Wechseln Sie dann die Position der Beine.

→ Die Dehnung auf jeder Seite 10–12 Sekunden lang halten und 1- bis 2-mal wiederholen.

3

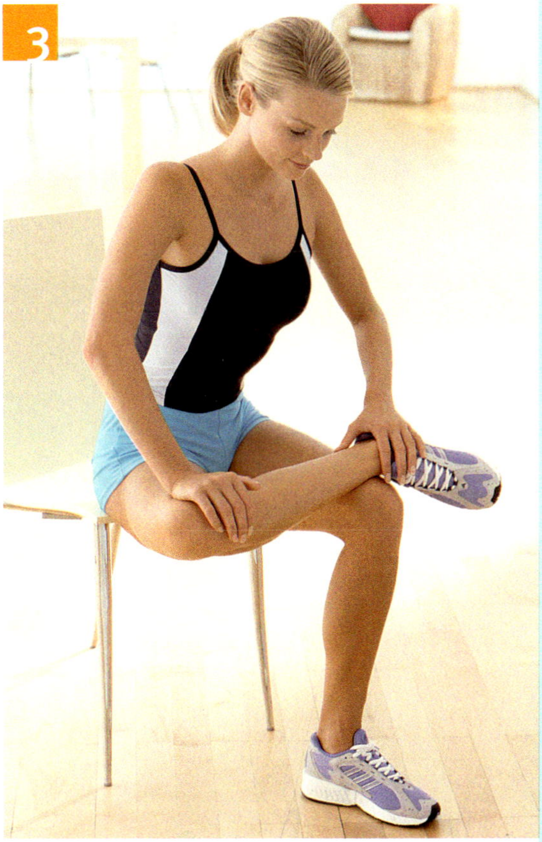

Ausdauersport – eine Herzensangelegenheit

Wie stark ist Ihr wichtigster Muskel? Auch wenn rein äußerlich kaum ersichtlich ist, wie gut Ihr Herz trainiert ist: Dieser Muskel verdient allen Respekt! Er ist der Motor unseres Organismus, der das enorme Pensum von 41 Millionen Herzschlägen pro Jahr absolviert. Dabei werden rund 2,5 Millionen Liter Blut durch unseren Körper gepumpt – pausenlos und unermüdlich. Wird er komplett ignoriert, rächt er sich aber doch schließlich bitter: Kommt der Herzmuskel ins Stottern, geht es uns schlecht.

Grund genug, ihm mit einem regelmäßigen Ausdauertraining die Zuwendung zu geben, die er verdient hat. Am wohlsten fühlt sich der Herzmuskel, wenn er gefordert wird. Arbeitet er effektiv, funktioniert auch der Stoffwechsel perfekt, Nährstoffe werden optimal verwertet, die Sauerstoffzufuhr der Lunge stimmt, Kreislauf und Immunsystem werden gestärkt – kurz, der gesamte Organismus kommt in Fahrt, und Sie machen im Alltag nicht mehr so schnell schlapp. Ihre Haut wird besser durchblutet, das Bindegewebe bleibt länger straff. Sie strotzen vor Vitalität. Welchen Ausdauersport Sie ausüben, ist dabei völlig egal. Hauptsache, Sie haben Spaß. Wichtig ist nur, dass Sie Ihr Herz in Zukunft 1- bis 2-mal in der Woche etwa eine halbe Stunde herausfordern.

Auch beim Ausdauertraining hilft Ihnen die während Ihres 8-Minuten-Workouts aufgebaute Muskulatur. Denn je mehr Muskeln Sie etwa beim Walking (siehe Seite 90) mit auf die Strecke bringen, desto mehr Kalorien verbrauchen Sie.

Ihr Puls gibt Ihnen den richtigen Takt vor. Mit einer Pulsuhr haben Sie ihn immer unter Kontrolle und wissen, ob Sie mit optimaler Belastung trainieren.

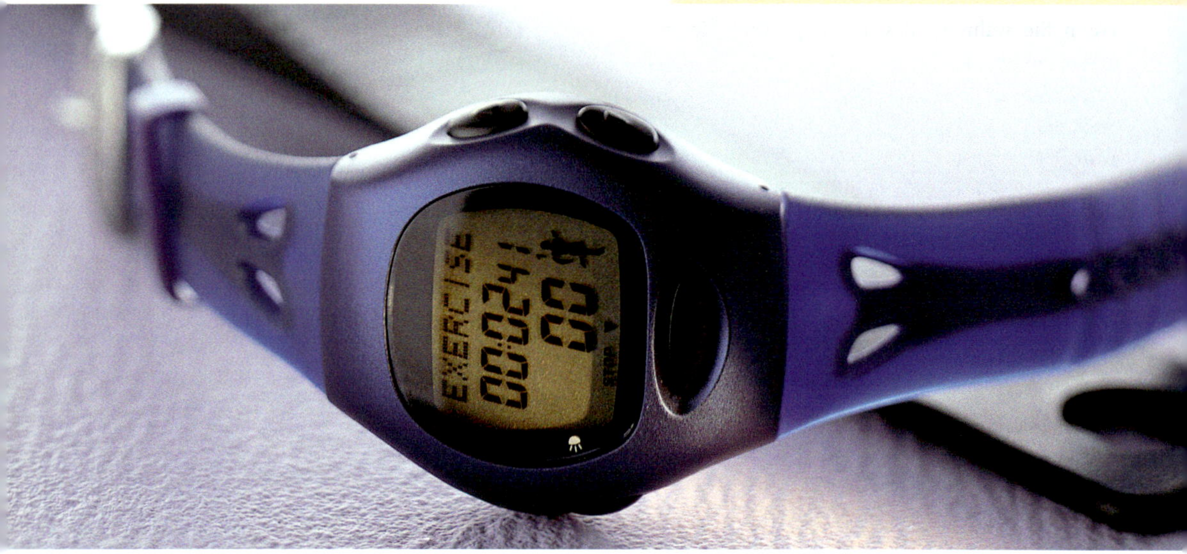

TIPP

Für immer jung: Kombinieren Sie Ihr 8-Minuten-Workout von Zeit zu Zeit mit einem geeigneten Herz-Kreislauf-Training Ihrer Wahl und Sie haben die Chance, 20 Jahre lang 30 Jahre alt zu bleiben!

Die Fettverbrennungsmaschine läuft auf Hochtouren. Mit Ausdauertraining erweitern Sie ihre körperlichen und Ihre geistigen Grenzen. Denn Ausdauersportler sind nicht nur schlanker, sondern auch glücklicher und gesünder als Bewegungsmuffel.

Auch in Sachen Ausdauer entscheidet nicht die Trainingsquantität, sondern vor allem die Qualität. Sich mit hängender Zunge und keuchendem Atem voranzuquälen, bringt nichts und ist sogar ungesund. Wenn Sie zu hart trainieren, kehren sich die positiven Effekte des Ausdauertrainings ins Gegenteil um. Kreislauf und Immunsystem werden durch die Überbeanspruchung geschwächt, die Gefahr von Verletzungen an Sehnen und Gelenken steigt.

Die Faustregel für Freizeitsportler: Sie sollen sich nach dem Training so gut fühlen, dass Sie am liebsten weitermachen würden.

BLEIBEN SIE BEI ATEM

Wenn Sie während des Trainings Ihre Herzfrequenz (siehe auch Kasten rechts) im Auge behalten, schließen Sie einerseits Überbelastungen aus, andererseits stellen Sie sicher, dass Ihr Training zum gewünschten Ergebnis führt. Neben der maßgeschneiderten Belastung bietet pulsorientiertes Training den großen Vorteil der Erfolgskontrolle. Wenn Sie Ihren Puls beobachten, können Sie Ihre Trainingseffekte gut registrieren.

Und so messen Sie Ihren Belastungspuls: Unterbrechen Sie Ihr Training kurz für zehn Sekunden. Messen Sie jetzt Ihren Puls mit Zeige- und Mittelfinger am Handgelenk (auf der Daumeninnenseite) oder nahe des Kehlkopfs an der Halsschlagader. Multiplizieren Sie die Anzahl der Pulsschläge mit sechs und Sie erhalten Ihre aktuelle Herzfrequenz. Einfacher geht's mit einer Pulsuhr. Damit kann die Herzfrequenz während des Trainings ständig kontrolliert werden. Den Ruhepuls messen Sie ebenfalls nach dieser Methode, allerdings morgens, etwa 5 Minuten nach dem Aufwachen.

Generell kann man aerobe (sauerstoffreiche Zone unter 80 Prozent der Maximalen Herzfrequenz) und anaerobe (sauerstoffarme Zone 80 bis 100 Prozent der Maximalen Herzfrequenz) Trainingsbelastungen unterscheiden. Vor allem für Einsteiger ist ein Training im aeroben Bereich ideal: Herz, Kreislauf und Atmung arbeiten exzellent, der eingeatmete Sauerstoff deckt den Bedarf des Körpers. Zwar können Sie auch einige Zeit trainieren, wenn der Atem bereits fliegt, allerdings profitiert Ihr Körper von der Belastung im Mangelbereich ebenso wenig wie von Unterforderung oder sporadischem Training.

Wie heiß darf's hergehen?

Viele verschätzen sich im Tempo, die meisten trainieren zu hart! Hier steht, wie's geht: Die einzelnen Trainingsbereiche werden von der maximalen Herzfrequenz (MHF) als Ausgangsgröße abgeleitet. Faustformel: 220 minus Lebensalter.

→ **Sie möchten Ihre Gesundheit stabilisieren:** Trainieren Sie mit 50 bis 60 Prozent der MHF. Wie Sie sich fühlen? Locker – Sie schaffen mehr davon.

→ **Sie wollen den Fettstoffwechsel aktivieren:** 60 bis 70 Prozent der MHF sind optimal. Dabei Gespräche führen? No problem!

→ **Sie möchten Ihre Fitness verbessern:** 70 bis 80 Prozent der MHF dürfen es sein – eine erträgliche Anstrengung.

→ **Sie wollen Tempo und Ausdauer steigern:** Trainieren Sie mit 80 bis 90 Prozent der MHF. Gespräche? Nur wenn es sein muss!

18. Tag

Workout-Quickie für Brust & Rücken

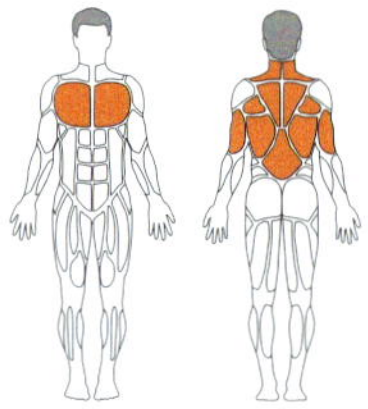

Let's move

Wählen Sie einen der ab Seite 18 vorgestellten Kardio-Moves aus, um innerhalb von 60 Sekunden auf Touren zu kommen.

Let's work

1 EASY-PUSH-UPS

→ Diese Übung ist die perfekte Vorstufe für den Liegestütz (siehe Seite 100). Gehen Sie in die Bauchlage und winkeln Sie die Knie an, indem Sie Füße und Unterschenkel vom Boden lösen. Überkreuzen Sie Ihre Fußgelenke und ziehen Sie die Fersen etwas zum Po. Wenn Sie möchten, können Sie sich ein Handtuch oder Kissen unter die Knie legen. Stützen Sie nun Ihren Oberkörper auf den gestreckten Armen ab.

→ Beugen Sie jetzt langsam die Arme, bis Ihr Oberkörper fast den Boden berührt.

→ Drücken Sie sich dann aus dieser Position in einer fließenden Bewegung mit den Armen wieder nach oben, die Hände befinden sich dabei mehr als schulterbreit auseinander auf Brusthöhe.

→ 2–3 Sätze à 10–20 Wiederholungen.

Für Fortgeschrittene: Mit einem einfachen Trick können Sie auch in dieser Position den Schwierigkeitsgrad variieren: Je weiter die Knie von den Armen entfernt sind, desto anspruchsvoller wird die Übung – und umgekehrt.

2 VIERFÜSSLERSTAND

→ Stützen Sie sich aus der Bauchlage auf dem Boden ab, so dass die Knie unterhalb der Hüften

1

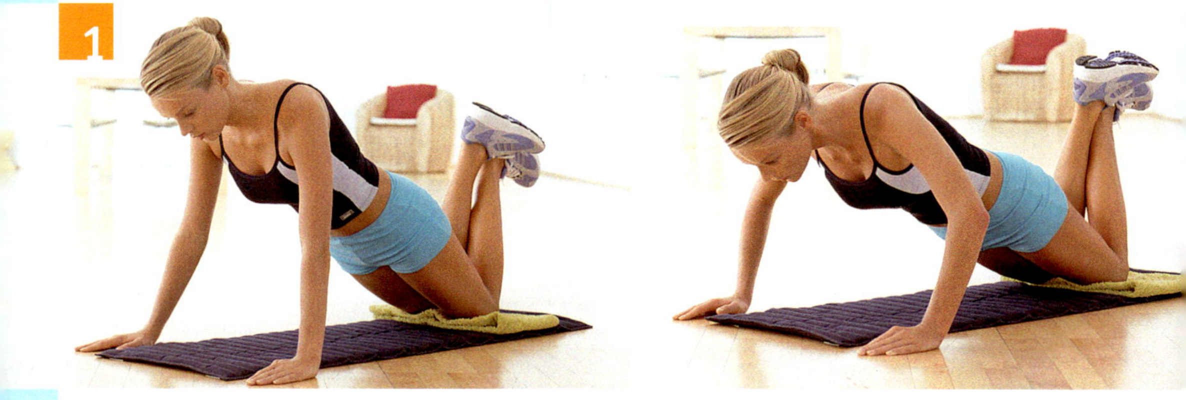

2

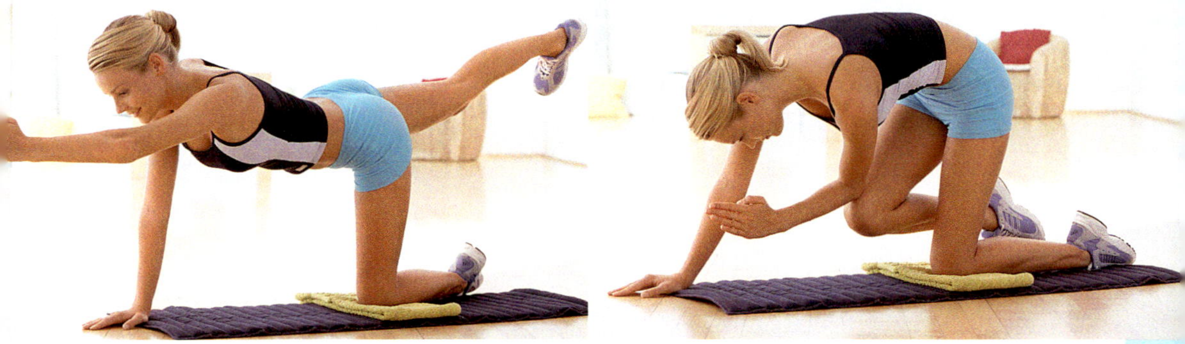

und die Hände auf Schulterhöhe platziert sind. Den Blick halten Sie nach unten gerichtet. Versuchen Sie bereits in dieser Ausgangsposition den Rücken gerade und den Bauch angespannt zu halten. Aus dieser Position heraus strecken Sie das rechte Bein nach hinten weg, bis es mit dem Oberkörper eine Linie bildet. Gleichzeitig strecken Sie den linken Arm nach vorn aus.

→ Einen Atemzug lang halten, dann ziehen Sie Ellbogen und Knie diagonal unter dem Körper zusammen, bis beide sich berühren.

→ Führen Sie die Bewegung langsam und ohne Schwung aus. Achten Sie immer auf eine stabile Hüftposition.

→ Pro Seite 2–3 Sätze à 10–15 Wiederholungen.

Let's stretch

3 RÜCKENMOBILISATION

→ Versuchen Sie aus dem Vierfüßlerstand heraus, Ihren Rücken Wirbel für Wirbel zur Decke zu drücken – Sie machen also einen »Katzenbuckel«. Lassen Sie den Kopf dabei hängen und spannen Sie die Bauchmuskeln an.

→ Bei der anschließenden Gegenbewegung senken Sie dann Ihren Brustkorb so weit wie möglich nach unten und legen dabei den Kopf vorsichtig in den Nacken!

→ Lassen Sie die einzelnen Bewegungsabläufe sanft ineinander übergehen und nehmen Sie dabei ganz bewusst wahr, wie sich die Position jedes einzelnen Wirbels verändert.

→ Die Dehnung 10–12 Sekunden halten und den Bewegungsablauf 1- bis 2-mal wiederholen.

TIPP

Gönnen Sie sich ruhig regelmäßig den Fitness-Check (siehe hintere Klappe). Er motiviert und hilft selbst geübten Sportlern, das Beste aus sich herauszuholen.

3

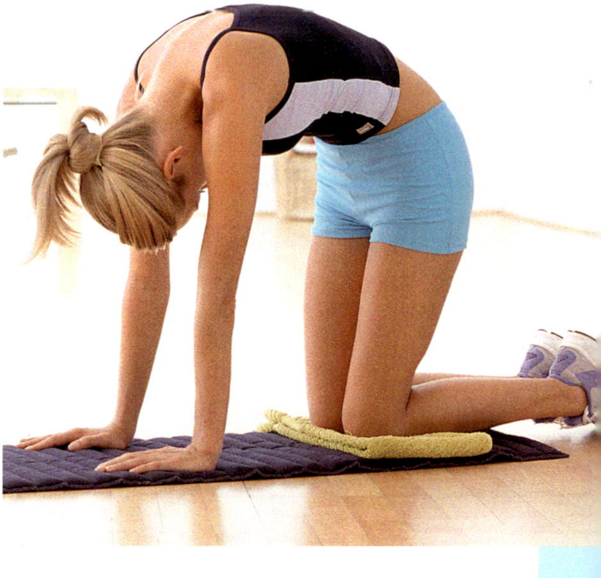

Wellness-Joggen: Sanft auf Touren kommen

So findet Sport auch im stressigsten Alltag Platz: Zum Walken (siehe Seite 90) und Laufen brauchen Sie weder teueres Equipment noch einen Verein: Laufen können Sie immer und überall. Die Flexibilität im Management der Trainingstermine ist unübertroffen.

Aber das ist noch nicht alles – regelmäßiges Joggen stärkt das Herz-Kreislauf-System, verbessert das Körpergefühl und lässt das Gehirn schneller arbeiten. Die Leber entgiftet sechsmal aktiver.

Auch dem Hunger können Sie leicht davonlaufen, denn durch den Sauerstoffüberschuss beim entspannten Joggen schütten Sie mehr von dem Enzym Cholezystokinin aus. Das ist der Botenstoff, der die Nachricht übermittelt: »Ich bin satt!« Beim Gedanken an Ihre erste Runde im Stadtpark vergessen Sie am besten die Zeitgenossen, die Ihnen bisher mit hochrotem Kopf über den Weg gelaufen sind. Leistungsstress ist völlig überflüssig. Setzen Sie sich nicht unter Druck!

LOCKER AN DEN START

Beginnen Sie damit, ganz entspannt loszulaufen, so dass Sie in der Lage sind, ein fröhliches Liedchen zu trällern. Fehlt Ihnen dafür die Puste, dann laufen Sie zu schnell – was etwa 80 Prozent der

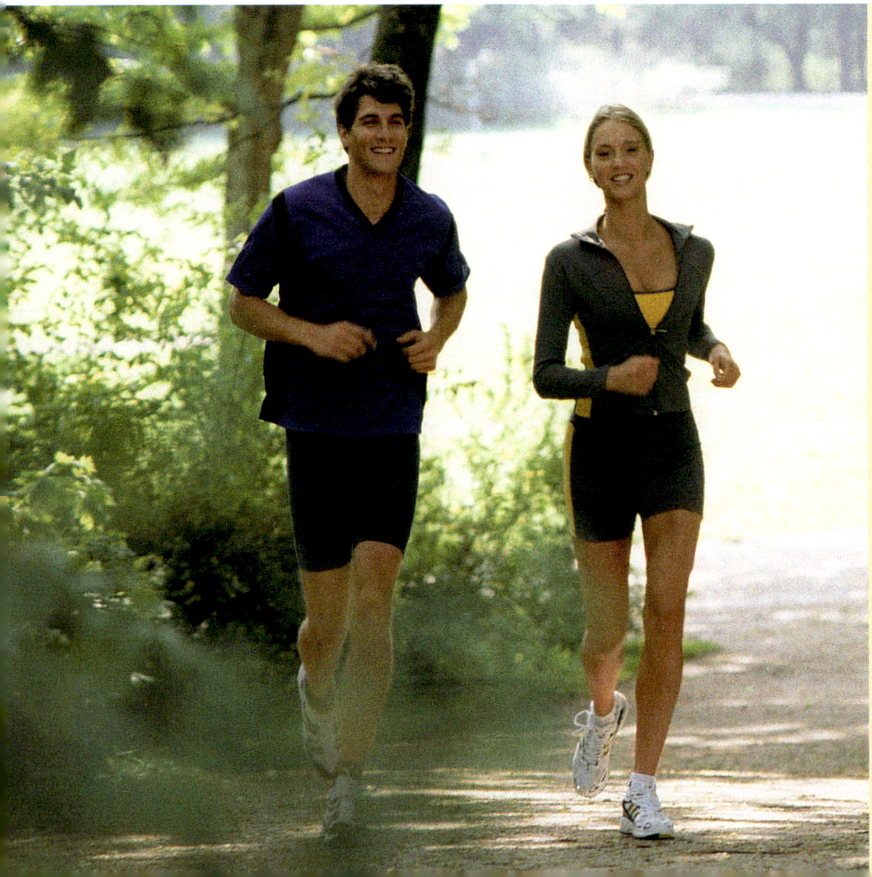

Laufen ist ein unterhaltsamer Sport. Wenn Sie Mitläufer gewinnen, macht es doppelt Spaß.

TIPP

Ihr persönlicher Trainingspuls beim Wellness-Joggen:
Ruhepuls + (220 – 3/4 Alter – Ruhepuls) · 0,6

Jogger tun! Durch das zu hohe Tempo wird Ihr Organismus eher gestresst und ist dann kaum noch zu einer Leistungssteigerung bereit. Damit wäre alle Mühe umsonst!
Erinnern Sie sich noch an das Motto unseres 8-Minuten-Workouts? Maximale Erfolge mit minimalem Aufwand! Starten Sie leicht und locker, ohne die Ambition, Rekorde zu brechen. Wichtig ist allein die Lust an der Bewegung – die Erfolge kommen mit der Zeit ganz von selbst.
Verbinden Sie einfach das Joggen mit angenehmen Freizeiterlebnissen, indem Sie sich so oft wie möglich einen Laufausflug zu einer schönen Strecke in der näheren Umgebung gönnen. Sport soll Entspannung sein und keinen zusätzlichen Stress aufbauen. Lassen Sie sich auch durch den ersten Muskelkater nicht entmutigen. Wichtig ist vor allem: Sie haben damit angefangen, Ihre Lebensweise konsequent umzustellen und sind auf diesem Weg bereits ein großes Stück vorangekommen. Nichts und niemand kann Sie jetzt noch stoppen!

GANZ ENTSPANNT MIT WELLNESS-JOGGING

Bei dieser besonders sanften Laufvariante werden Jogging- und Walking-Einheiten miteinander kombiniert, indem Sie zum Beispiel im Wechsel je eine Minute Joggen, eine Minute Walken.
Der Vorteil: Wer anfangs so lange am Stück rennt, bis er erschöpft aufgeben muss, dem wird die folgende Gehpause wie eine Niederlage erscheinen. Solch frustrierende Erfahrungen sind ausgeschlossen, wenn Sie die Gehpausen von vornherein einplanen. Ein zusätzliches Plus: Ihre Muskeln und Gelenke können sich den steigenden Anforderungen ganz allmählich anpassen und – zusammen mit gut gedämpften Sportschuhen – mögliche Belastungen optimal abfedern.

Immer schön locker bleiben!

Mit der richtigen Technik und der perfekten Form kommen Sie entspannt ins Ziel.

- **Achten Sie darauf,** dass Ihr Oberkörper aufgerichtet ist, indem Sie das Brustbein anheben, die Wirbelsäule strecken und den Kopf aufrichten.
- **Versuchen Sie den Oberkörper** ruhig zu halten, lediglich die Schultergelenke bewegen sich. Außerdem sollte sich der Oberkörper immer über den Füßen befinden. Korrigieren Sie eine eventuelle Vor- oder Rücklage entsprechend.
- **Schieben Sie das Becken** leicht nach vorn, ansonst kommen Sie nur schwer in einen dynamischen und effektiven Laufrhythmus.
- **Achten Sie auch auf Ihre Arme.** Sie sollten im Ellbogengelenk um etwa 90 Grad angewinkelt sein und seitlich locker mitschwingen, ohne sich in der Körpermitte zu überkreuzen. Profitipp: Stärker nach hinten als nach vorn pendeln!
- **Mit kleinen Schritten** kommen Sie ohne großen Kraftaufwand vorwärts.
- **Sparen Sie wertvolle Energie,** indem Sie beim Laufen ein unnötiges Auf und Ab des Körpers vermeiden. Je höher Sie hüpfen, desto ungünstiger ist das für Ihr Fortkommen: Sie brauchen viel Energie, um Ihren Körper in die Höhe, dann nach vorn zu bringen und schließlich wieder abzufangen.
- **Achten Sie während des Laufens** auf Bauchatmung (siehe Seite 78). So versorgen Sie Ihren Körper besser mit Sauerstoff.
- **Nicht nach unten sehen.** Halten Sie den Kopf so, dass Sie 5 bis 10 Meter voraus schauen.
- **Ballen Sie die Hände** zu einer offenen Faust. Die Daumen liegen ganz locker oben auf. Wenn Sie die Hände dabei fest verschließen verkrampfen Sie leicht im Nackenbereich.
- **Der ideale Punkt** zum Aufsetzen der Füße liegt beim Laufen knapp vor dem Körperschwerpunkt.
- **Vermeiden Sie** einen der häufigster Fehler: Ein zu breitbeiniger Laufstil – das bringt den Körper ins Pendeln. Versuchen Sie stattdessen, die Füße möglichst parallel nebeneinander aufzusetzen.

19. Tag

Schöne Schultern & flacher Bauch

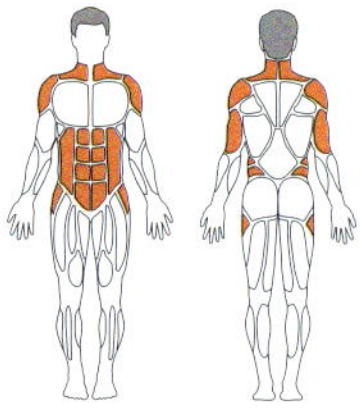

Let's move

Wählen Sie einen der ab Seite 18 vorgestellten Kardio-Moves aus, um innerhalb von 60 Sekunden auf Touren zu kommen.

Let's work

1 SCHULTERPUSH

→ Sie stehen mit seitlich gestreckten Armen, in jeder Hand halten Sie eine Kurzhantel.

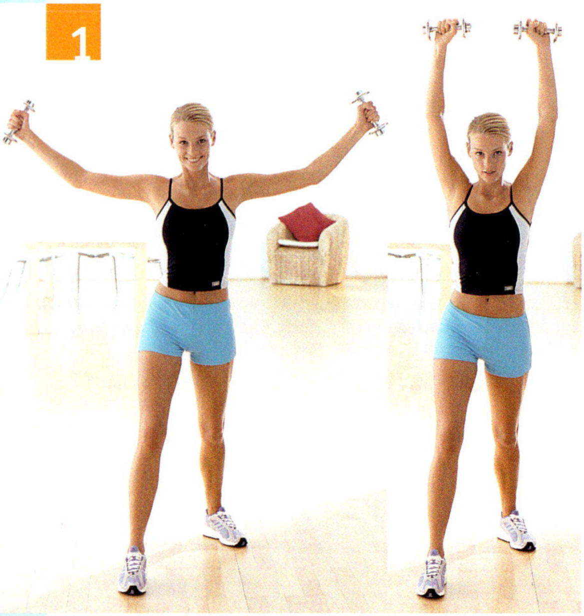

→ Führen Sie dann die Hanteln in einem leichten Bogen nach oben, bis sich Ihre Hände nahezu senkrecht über der Schulter befinden.

→ 2–3 Sätze à 10–15 Wiederholungen.

Achtung: Den Rücken während der gesamten Bewegung gerade halten. Führen Sie zur besseren Kontrolle die Übung vor einem Spiegel aus!

Für Fortgeschrittene: Drehen Sie in der Startposition die Unterarme so ein, dass die Handflächen zueinander zeigen. Sie können übrigens diese Übung auch abwechselnd mit jeweils nur einem Arm ausführen.

2 SEITSTÜTZ

→ Sie liegen in Seitlage am Boden und stützen Ihren Oberkörper mit dem linken Unterarm ab, die Fingerspitzen zeigen nach vorn, der Ellbogen ist genau unter dem Schultergelenk. Den rechten Arm locker auf die Hüfte legen, die Beine sind um 90 Grad nach hinten abgewinkelt, damit die Unterschenkel die Position stabilisieren.

→ Das Becken so weit anheben, bis der ganze Körper eine Linie bildet und nur noch der linke Unterarm und der linke Unterschenkel den Boden berühren.

→ Aus dieser Ausgangsstellung drücken Sie nun das Becken so weit wie möglich nach oben. Der Bauch ist eingezogen, der Po angespannt.

→ 2–3 Sätze à 10–15 Wiederholungen.

2

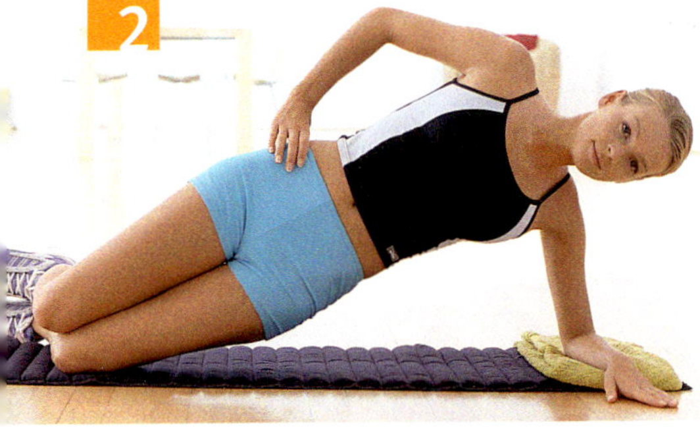

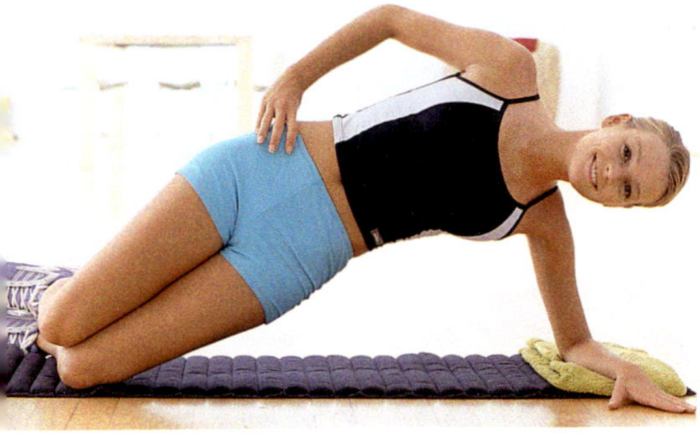

Achtung: Kehren Sie immer wieder langsam und mit Spannung in die Ausgangsposition zurück! Achtung: Die Hüfte darf weder nach vorn noch nach hinten kippen.

Für Fortgeschrittene: Wer sich noch intensiver fordern möchte, streckt während der Übung die Beine gerade aus und stützt sich auf den Füßen statt auf den Knien ab. Oder Sie heben zusätzlich noch das obere Bein und den oberen Arm etwas an. Letzteres werden aber wirklich nur gut trainierte Freizeitsportler schaffen!

→ 2–3 Sätze à 10–15 Wiederholungen.

TIPP

Selbstverständlich können Sie das Programm auch nach Ihren persönlichen Vorlieben variieren. Liegt Ihnen zum Beispiel eine Übung nicht so, dann tauschen Sie sie einfach gegen Ihren persönlichen Favoriten aus. Achten Sie nur darauf, dass Sie mit dieser Übung die gleiche Muskelgruppe trainieren wie mit der ausgelassenen.

Let's stretch

3 SCHULTERDEHNUNG

→ Heben Sie einen Arm bis auf Schulterhöhe an und winkeln Sie den Unterarm in einer 90-Grad-Position an.

→ Führen Sie jetzt den Arm vor den Körper. Helfen Sie mit der anderen Hand ein wenig nach, indem Sie gegen den Ellbogen drücken und damit den Arm noch etwas weiter zum Körper hin bewegen. Ihren Kopf drehen Sie gleichzeitig in die Gegenrichtung.

Um die Dehnung zu intensivieren, ziehen Sie nun die Schultern aktiv nach unten. Anschließend die gesamte Bewegungsfolge zur anderen Seite hin ausführen.

→ Die Dehnung auf jeder Seite 10 Sekunden lang halten und 1- bis 2-mal wiederholen.

3

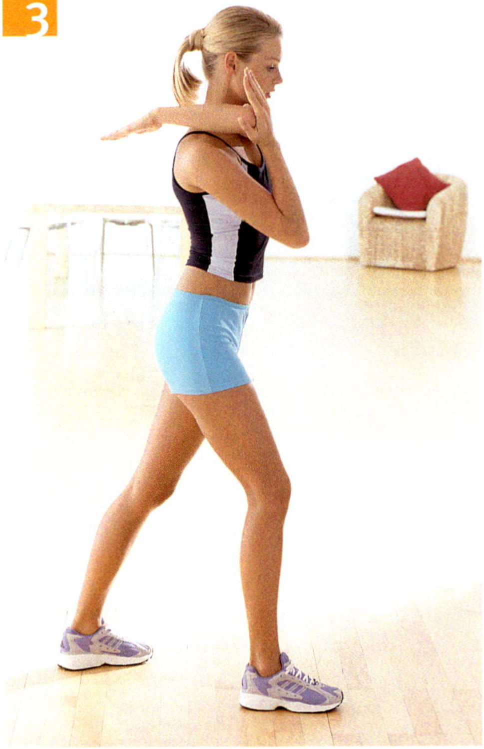

Walk up –
langsam, aber gewaltig!

Walking ist viel mehr als langsames Joggen! Hier 6 Tipps für mehr Walk-Spaß.

1 Laufen Sie der miesen Laune davon

Schlagen Sie regelmäßig die lockere Gangart ein: Sie formen sanft Ihre Figur, laufen der schlechten Laune davon und trainieren äußerst effektiv Ihre Kondition. Anfangs sieht das schnelle Gehen vielleicht etwas gewöhnungsbedürftig aus, aber dafür kommen Sie – anders als beim Joggen – nicht so schnell aus der Puste und schonen die Gelenke. Die Verletzungsgefahr ist fast gleich null. Kurz: Walking ist auch der ideale (Wieder-)Einstieg für alle, die lange keinen Sport mehr getrieben haben.

2 Langsam, aber gewaltig

Beim Walken bewegen Sie sich ständig in der optimalen Gesundheits- und Fettverbrennungszone. Trotzdem bringen Sie den Kreislauf auf Touren, der Körper wird optimal mit Sauerstoff versorgt, Oberschenkel und Pomuskeln werden ordentlich trainiert – toll gegen Cellulite. Walking bringt Ihnen schnelle Erfolgserlebnisse, und wenn's »zu leicht« wird, steigen Sie einfach nahtlos auf Wellness-Jogging (siehe ab Seite 86) um. Auf einer möglichst ebenen Strecke schaffen Sie garantiert den Einstieg. Waldboden wäre optimal, Stadtpark oder Straßen tun's aber auch.

3 Walk this way: Die richtige Technik

Halten Sie sich gerade, der Bauch ist leicht angespannt, der Oberkörper aufrecht, das Brustbein angehoben und die Schultern nach hinten gezogen. Rollen Sie über die ganze Sohle ab. Im Gegensatz zum Joggen hat immer ein Fuß Kontakt zum Boden, die Fersen werden zuerst aufgesetzt. Dann bewusst über den ganzen Fuß abrollen und mit den Zehen abdrücken. Setzen Sie gezielt Ihre Wadenmuskulatur ein. Test: Wer mit der richtigen Technik walkt, wird seine Schritte kaum hören. Die Arme schwingen im rechten Winkel gebeugt mit. Gehen Sie mit schnellen, großen Schritten, die Knie stets leicht gebeugt.

4 Wie schnell darf es sein?

Generell gilt: Die Dauer macht die Erfolge aus, nicht die Geschwindigkeit. Sie belasten sich optimal, wenn Sie sich nach dem Walken besser fühlen als vorher. Wer's genau wissen will, der kann mit speziellen Pulsformeln seinen exakten Trainingspuls ermitteln (Literaturempfehlungen siehe Anhang, ab Seite 126).

5 Sie möchten den zweiten Gang einlegen?

Dann erhöhen Sie zunächst die Schrittfrequenz und setzen gleichzeitig noch stärker die Arme ein. Später können Sie sich auf leicht hügeligen Passagen zusätzlich fordern, indem Sie das Tempo etwas erhöhen. Auf Zusatzgewichte an Hand- oder Fußgelenken sollten Sie allerdings besser verzichten. Vor allem Anfänger riskieren so lediglich eine fehlerhafte Technik, die leicht zu Verletzungen führen kann.

6 Kleines Extra-Workout

Stellen Sie sich auf Ihrer Laufstrecke eine imaginäre Linie vor, der Sie ungefähr 500 Meter folgen. Setzen Sie Ihre Füße möglichst genau voreinander auf diese Linie. Oder Sie walken öfter mal querfeldein. Auf Gras oder Waldboden verfeuern Sie deutlich mehr Kalorien als auf asphaltierten Wegen, da Kraft und Koordination stärker gefordert werden.

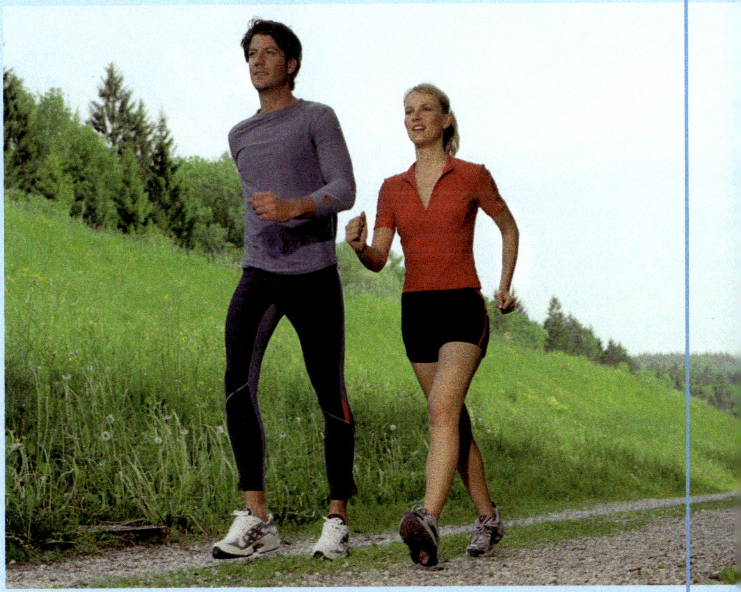

20. Tag

Bizeps, Trizeps – Arme in Bestform

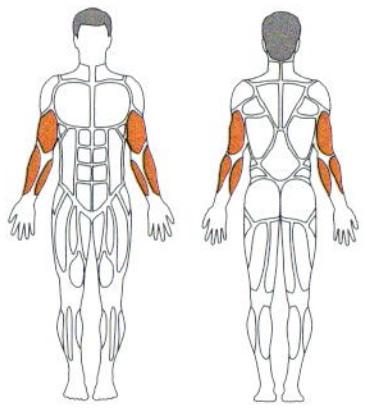

Let's move

Wählen Sie einen der ab Seite 18 vorgestellten Kardio-Moves aus, um innerhalb von 60 Sekunden auf Touren zu kommen.

Let's work

1 ARM-CURL

→ Sie stehen aufrecht in einer leichten Grätschstellung, die Knie sind etwas gebeugt, das Brustbein ist angehoben. Spannen Sie die Bauchmuskeln an und ziehen Sie die Schultern nach hinten und unten. Senken Sie das Kinn etwas und richten Sie Ihren Blick geradeaus.

→ Lassen Sie beide Arme minimal gebeugt nach unten hängen, die Ellbogen liegen eng am Oberkörper an.

→ Führen Sie nun die Gewichte nach oben zu den Schultern. Achten Sie dabei darauf, dass Ihre Hände auf jeden Fall in der Verlängerung der Unterarme bleiben, die Handgelenke dabei auf keinen Fall abknicken!

→ Anschließend gehen Sie langsam zurück in die Ausgangsposition, ohne die Arme ganz durchzustrecken – die Spannung im Bizeps bleibt so erhalten, der Trainingseffekt wird verbessert.

→ 2–3 Sätze à 10–15 Wiederholungen.

1

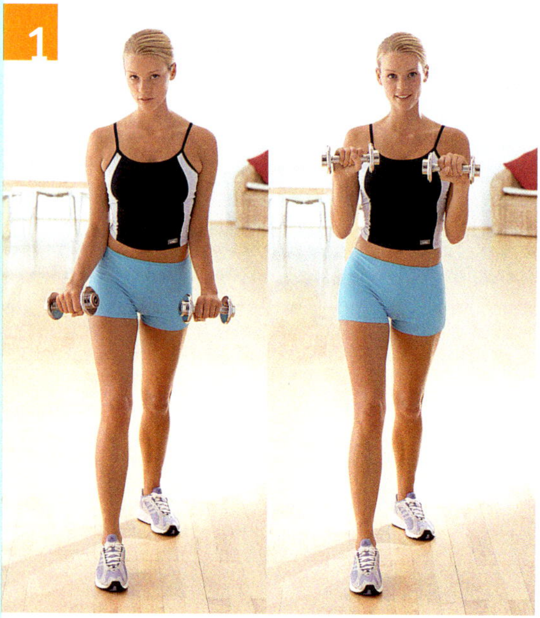

Achtung: Umgreifen Sie die Kurzhanteln bei dieser Übung so, dass die Handrücken nach vorn zeigen. Durch diese Griffvariante werden nicht nur die Unterarme mittrainiert, sondern auch zwei weitere Muskeln, die den Bizeps bei der Armbeugung unterstützen.

2 KICK-BACKS SYNCHRON

→ Aus dem aufrechten Stand beugen Sie sich mit dem Oberkörper nach vorn, bis dieser fast parallel zum Boden ist. Ziehen Sie den Bauch ein und in Richtung Brustbein hoch. In jeder Hand halten Sie eine Hantel.

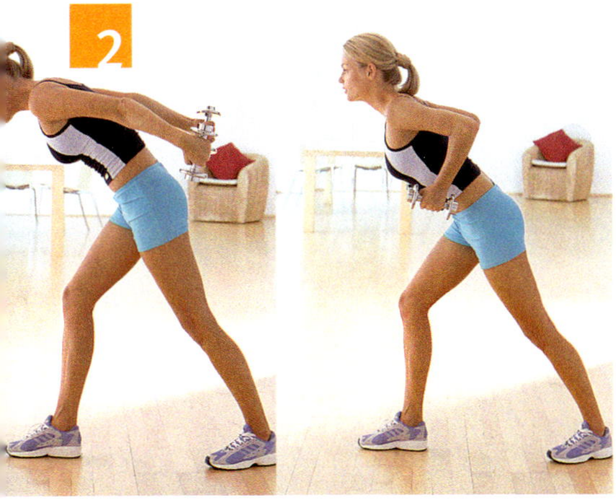
2

→ Jetzt die Arme so anwinkeln, dass die Oberarme parallel zum Oberkörper liegen und die Unterarme zum Boden zeigen.
→ Anschließend führen Sie beide Unterarme nach hinten, bis sie völlig gestreckt sind und Schultern, Ellbogen und Handgelenke eine gerade Linie bilden. Bereits nach der ersten Wiederholung - auch bei geringster Belastung – werden Sie Ihren Trizeps bei dieser Übung deutlich spüren!
→ 2–3 Sätze à 10–15 Wiederholungen.

Für Fortgeschrittene: Halten Sie die Spannung für 1 bis 2 Sekunden, ehe Sie die Gewichte langsam wieder senken.
→ 2–3 Sätze à 10–15 Wiederholungen.

Let's stretch

3 KÖRPERDEHNUNG

→ Sie stehen ganz aufrecht da und heben das Brustbein bewusst so weit wie möglich an, die Schultern sind locker.
→ Nun heben Sie beide Arme und strecken sie nach oben. Verschränken Sie die Finger so ineinander, dass beide Handflächen nach oben zeigen.
→ Gehen Sie zusätzlich auf die Zehenspitzen und machen Sie sich wirklich so lang wie möglich. Strecken Sie die Arme, den gesamten Körper lang nach oben.
→ Spüren Sie die Dehnung des Körpers: von den Oberarmen, über die Schultern – bis hinunter zu den Waden.
→ Die Position 10–15 Sekunden lang halten und 1- bis 2-mal wiederholen.

TIPP

Führen Sie möglichst alle Übungen, die Ihnen anfangs etwas schwerer fallen, vor einem großen Spiegel aus. So können Sie sich besser kontrollieren.

3
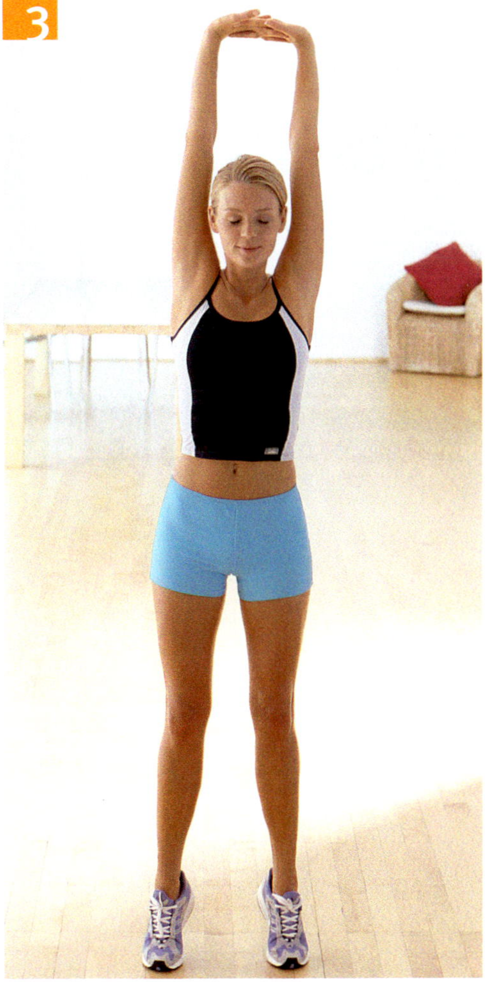

Inlineskaten:
Sausen Sie los!

Joggen ist Ihnen nicht schnell genug? Wie wär's dann mit Skaten? Der rasante Sport auf den acht schmalen Rollen ist ein ideales Herz-Kreislauf-Training, das zudem die Gelenke schont. Die harmonischen Bewegungsabläufe trainieren Kraft, Ausdauer, Koordination und Gleichgewichtssinn, nebenbei werden anhängliche Fettpölsterchen flott mobil gemacht. Besonders die Muskulatur und das Gewebe rund um Po- und Beinmuskeln werden schnell sichtbar gestrafft.

Die positive Bilanz gilt allerdings nur, wenn Sie die Grundtechnik richtig beherrschen. Erschreckend: Etwa ein Viertel der Anfänger können nicht richtig bremsen und tragen zu allem Übel noch nicht einmal Schutzkleidung. Kein Wunder also, dass vor allem Einsteiger oft gefährlich stürzen. Also, safety first: Drehen Sie zum Üben zunächst auf Schulhöfen oder abgelegenen Parkplätzen Ihre Runden, bis Sie eine sichere Bremstechnik beherrschen.

Unterschätzen Sie die Unfallgefahr nicht: Kopfschutz, Knie-, Ellbogen- und Handgelenksschoner dürfen grundsätzlich nicht fehlen. Auch wenn Sie sich sicher fühlen, sollten Sie nur so schnell skaten, dass Sie jederzeit auf Zuruf locker anhalten könnten. Bleiben Sie immer im Bereich Ihrer Möglichkeit, denn bei fehlender Knautschzone ist vorausschauendes und defensives Fahren Pflicht!

DIE RICHTIGE TECHNIK MACHT'S

Überlassen Sie beim Skaten nicht den Beinen allein die ganze Arbeit. Wer wacker die Arme mitbewegt und die Position des Oberkörpers geschickt verlagert – nicht nur wegen der Balance, sondern auch um für mehr Power zu sorgen –, der kann seine Inline-Ausflüge zum gezielten Bodystyling nutzen. Um Po und Bauch auf das persönliche Idealmaß zu trimmen, sollten Sie auf die Winkel in den Hüft-, Knie- und Sprunggelenken achten.

Die Knieposition etwa ist für den Trainingseffekt

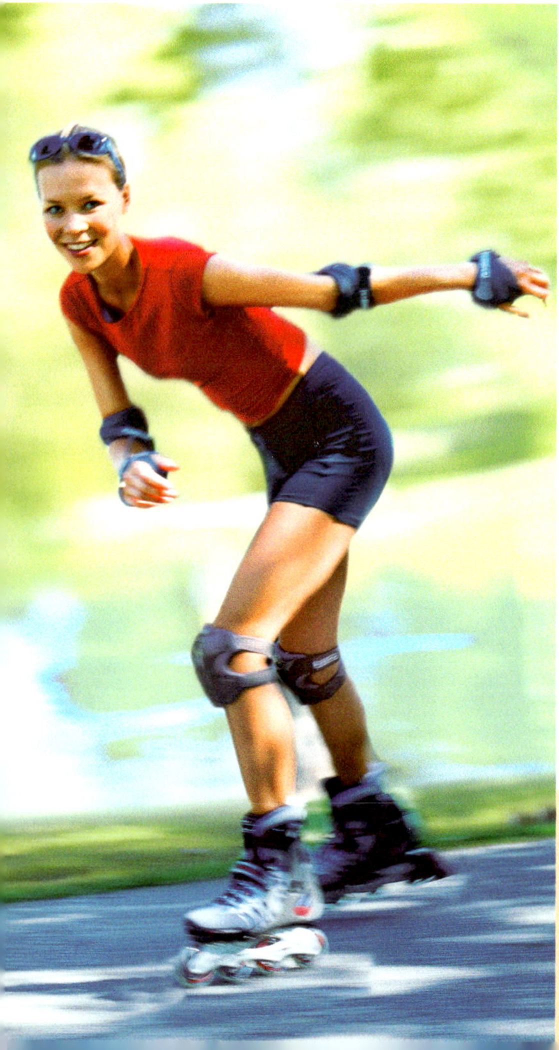

Unterwegs auf acht Rollen: Das macht Spaß, hält fit und wird immer beliebter. Versuchen Sie sich ruhig auch mal beim Inlineskaten!

TIPP

Und so berechnen Sie Ihren idealen persönlichen Trainingspuls (siehe Seite 83) fürs Inlineskaten: Ruhepuls + (220 – 3/4 Alter – Ruhepuls) · 0,6

der Bein- und Gesäßmuskulatur wichtig, der Winkel in der Hüfte dagegen entscheidet über den Einsatz der Rücken- und Bauchmuskulatur. Generell gilt: Je kleiner die Winkel sind, umso intensiver fordern Sie die Muskeln – und desto mehr Kalorien werden verbrannt.

In einer gestreckten, beinahe aufrechten Körperposition ist dagegen nur wenig Kraft im Spiel. Diese entspannte Haltung können Sie bei längeren Strecken und geringerer Geschwindigkeit einnehmen, um ausdauernd gleichmäßig zu fahren – perfekt, um ohne Stress zu mehr Ausdauer zu rollen.

Wichtig: Wieder zum Stehen kommen

Mit den folgenden Bremsmanövern kommen Sie sicher zum Stehen. Der Heel-Stopp ist die einfachste und effektivste Einsteiger-Technik. Dafür zunächst das Körpergewicht auf den Skate ohne Bremsgummi verlagern. Dann den Bremsskate nach vorne schieben, über die letzte Rolle kippen (Bein strecken) und das Gewicht darauf verlagern. Je größer der Druck auf dem Stopper, desto schneller wird die Fahrt beendet.

Eine gute Alternative bei moderaten Geschwindigkeiten ist der Schneepflugstopp: Prinzipiell funktioniert er wie der so genannte Schneepflug beim Skifahren. Beide Beine werden gestreckt auseinander geführt. Gleichzeitig üben Sie dabei Druck auf die Fersen aus. Erhöhen Sie diesen Druck, während sich die Skates mit den Spitzen wieder aufeinander zu bewegen.

In unvorhergesehenen Situationen gilt grundsätzlich: Richtungsänderung geht vor Bremsmanöver! Weichen Sie Gefahrensituationen möglichst immer nach rechts aus – also weg vom Straßenverkehr. Wenn gar nichts mehr geht, lieber auf die Schützer fallen lassen als einen unkontrollierten Crash riskieren.

8 Rollen – ab geht die Post!

Sicher, sportlich, schnell: Mit diesen 6 Tipps macht das Skaten wirklich Spaß!

- **Finger weg von Skates aus dem Supermarkt.** Kompetente Beratung und Qualität bekommen Sie nur im Sportfachhandel. Kaufen Sie niemals Skates ohne Gummistopper, denn nur mit diesen können Sie als Einsteiger sicher halten.
- **Ziehen Sie bei der obligatorischen Probefahrt** immer nur dünne Strümpfe an. Sind die Socken zu dick, finden Ihre Füße in den Skates keinen Halt. Vor allem muss der Schuh an der Ferse sicher und fest sitzen – aber auf gar keinen Fall darf er dort scheuern, denn sonst gibt's Blasen. Im Zehenbereich ist ein Spielraum von 1,5 Zentimetern okay.
- **Ist der Schuh erst einmal geschnürt,** dürfen die Füße nicht mehr hin und her rutschen. Achten Sie dabei auch auf ausreichende Stabilität im Knöchelbereich!
- **So kommen Sie nach dem Anlegen der Skates** problemlos auf die Beine: Aus der knienden Position ein Bein anwinkeln, mit der gegenüberliegenden Hand abstützen. Jetzt langsam aufrichten.
- **Checken Sie Ihre Grundposition:** Die Skates stehen schulterbreit auseinander – achten Sie darauf, dass Ihre Füße nicht nach außen oder innen abknicken. Verlagern Sie dann Ihr Gewicht leicht nach vorn. Ihre Schienbeine müssten jetzt spürbar Druck auf die Schuhzunge ausüben. Die Belastung ist gleichmäßig auf Zehen und Ferse verteilt. Test: Schauen Sie über Ihre Kniescheiben nach unten. Na, sind Ihre Fußspitzen gerade noch zu erkennen? Super, dann können Sie losskaten.
- **Wenn Sie richtig auf die Rollen gehen möchten,** sollten Sie den Oberkörper leicht nach vorn beugen und die Skates weiter in Fahrtrichtung parallel ausrichten. Für den nötigen Schwung sorgen Sie, indem Sie sich bewusst seitlich über die Ferse abdrücken. Ein Tipp: Je gleichmäßiger Ihnen der Übergang zwischen ruhigem Gleiten und dynamischem Abdrücken gelingt, desto effizienter wird Ihr Skating-Schritt.

21. Tag

Schöne Beine – knackiger Po

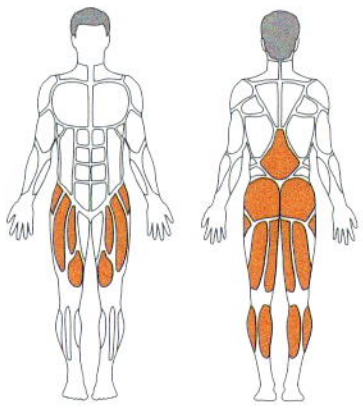

Let's move

Wählen Sie einen der ab Seite 18 vorgestellten Kardio-Moves aus, um innerhalb von 60 Sekunden auf Touren zu kommen.

Let's work

1 EINBEINIGE KNIEBEUGEN

→ Stellen Sie etwa einen Schritt entfernt vor einen Stuhl. Beugen Sie ein Bein nach hinten und legen Sie den Fuß mit Zehen und Fußrücken auf der Sitzfläche ab. Nachdem Sie einen stabilen Stand gefunden haben, heben Sie Ihr Brustbein an und halten Ihren Rücken bewusst gerade.

→ Beugen Sie nun das Knie des vorderen Beins so weit, dass sich der Oberschenkel etwa parallel zum Boden befindet. Am tiefsten Punkt kurz halten, dann langsam wieder nach oben gehen. Achtung: Das Kniegelenk sollte nicht über die Fußspitze hinausragen.

→ Pro Seite 2–3 Sätze à 15 Wiederholungen.

1

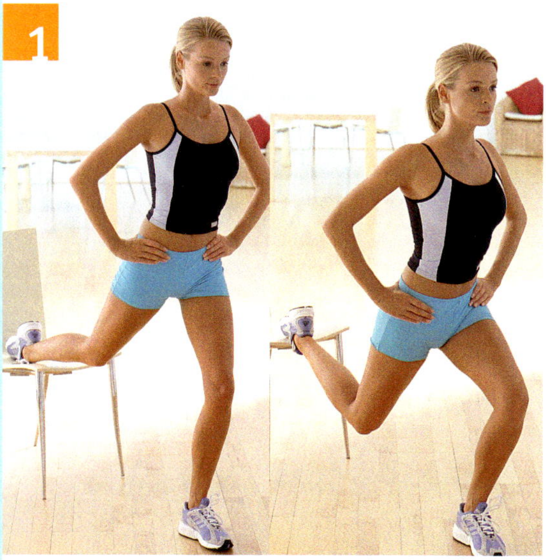

Für Fortgeschrittene: Steigern Sie sich, indem Sie jeweils eine Kurzhantel mit gestreckten Armen seitlich am Körper halten. Eine andere Möglichkeit, die Übung zu intensivieren: Strecken Sie ein Bein nach vorn, anstatt es abzulegen.

→ Pro Seite 2–3 Sätze à 10–15 Wiederholungen.

Gut zu wissen: Diese anspruchsvolle Übung ist exzellent geeignet für den straffenden Muskelaufbau. Zudem fördert sie Ihre Koordination und gleicht einen eventuellen Kraftunterschied zwischen Spiel- und Standbein aus.

TIPP

Da der Po beim Laufen auf ebener Strecke relativ entspannt bleibt und nur bei Aufwärtsbewegungen wirklich trainiert wird, verliert er ohne Zusatztraining bei den meisten ab dem 35. Lebensjahr an Kontur. Genau wie die Bauchmuskulatur braucht auch der Gesäßmuskel Training, um sichtbar in Form zu bleiben.

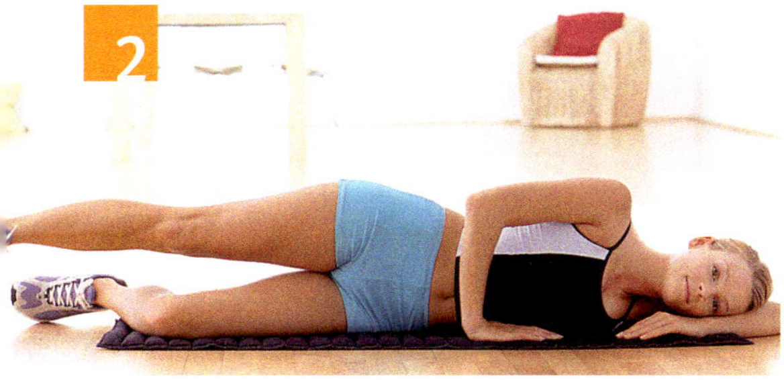

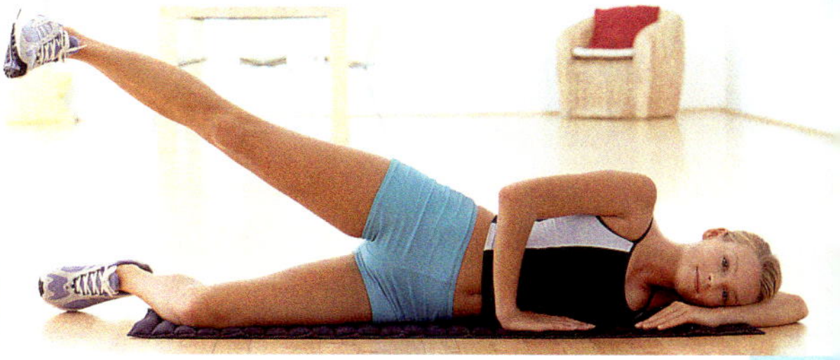

2 SEITLICHES BEINHEBEN FÜR STRAFFE FLANKEN

→ Legen Sie sich auf die linke Seite und stützen Sie sich auf dem Unterarm ab. Mit der Handfläche des rechten Arms stützen Sie sich vor dem Körper ab. Beugen Sie das untere Bein etwas und heben Sie das obere ein wenig an.

→ Führen Sie jetzt das rechte Bein so hoch wie möglich nach oben, der Fuß ist dabei angewinkelt, und die Fußspitzen zeigen etwas nach unten.

→ Langsam das Bein heben und senken. Anschließend die Seiten wechseln.

→ Pro Seite 2–3 Sätze à 15–20 Wiederholungen.

Achtung: Beim Beinheben darf die Hüfte nicht nach vorn oder hinten kippen.

Für Fortgeschrittene: Spezielle Gewichtsmanschetten (im Sportfachhandel erhältlich) an den Knöcheln sorgen für zusätzlichen Widerstand.

Let's stretch

3 GESÄSSMUSKULATUR IM LIEGEN DEHNEN

→ Legen Sie sich bequem auf den Rücken, strecken Sie das rechte Bein nach oben aus, und legen Sie das linke angewinkelt über den rechten Oberschenkel.

→ Umfassen Sie jetzt den rechten Oberschenkel und ziehen Sie das Bein vorsichtig zu sich heran. Gleichzeitig drücken Sie das Knie des angewinkelten linken Beins in die Gegenrichtung, vom Körper weg.

TIPP

Wenn Sie beim seitlichen Beinheben die Hände auf die Hüfte legen, können Sie sich ganz auf die Beinarbeit konzentrieren und Ihre Koordination weiter verbessern.

→ Lösen Sie ganz allmählich die Spannung. Anschließend wechseln Sie die Position der Beine und wiederholen den gesamten Bewegungsablauf zur anderen Seite.

→ Die Dehnung auf jeder Seite 10–15 Sekunden lang halten und 1- bis 2-mal wiederholen.

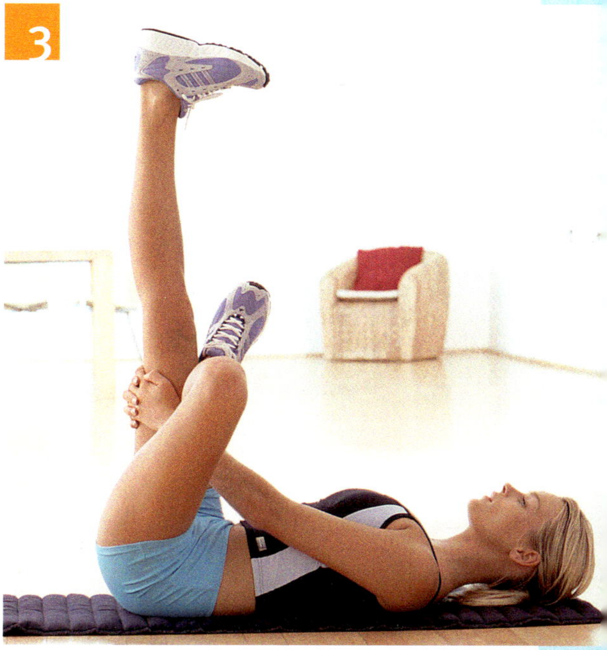

»Man ist immer glücklich, wenn man Kräfte in sich findet, die man sich selber nicht zugetraut hätte.«

(J. G. Zimmermann, Schweizer Philosoph)

4. Woche

Trotz guter Vorsätze werden wir manchmal schwach und haben meist schnell eine Entschuldigung parat. Andere sind schuld daran, dass wir ab und zu Probleme haben, auch nur 8 Minuten Zeit für unser Workout einzuplanen. Stopp! Was bringt es Ihnen, sich einen Sündenbock zu suchen? Das führt nur dazu, dass die Erfolge weder spür- noch sichtbar werden und Ihre Motivation schwindet. Suchen Sie stattdessen nach einer Lösung. Eine Viertelstunde früher aufstehen, um mehr Zeit zu gewinnen, oder ein klärendes Gespräch mit Ihrem Chef, der Sie ständig zu Überstunden verdonnert.

Planen Sie Rückschläge und schwache Momente mit ein: Nobody is perfect. Ein schlechter Tag oder ein Muskelkater ist noch lange kein Grund, gleich ganz aufzugeben. Dranbleiben, denn die Regelmäßigkeit macht den Sport zu einer Selbstverständlicheit, genauso wie Essen oder Zähneputzen. So wird der innere Schweinehund ausgetrickst und der gesunde Lebensstil zur Gewohnheit.

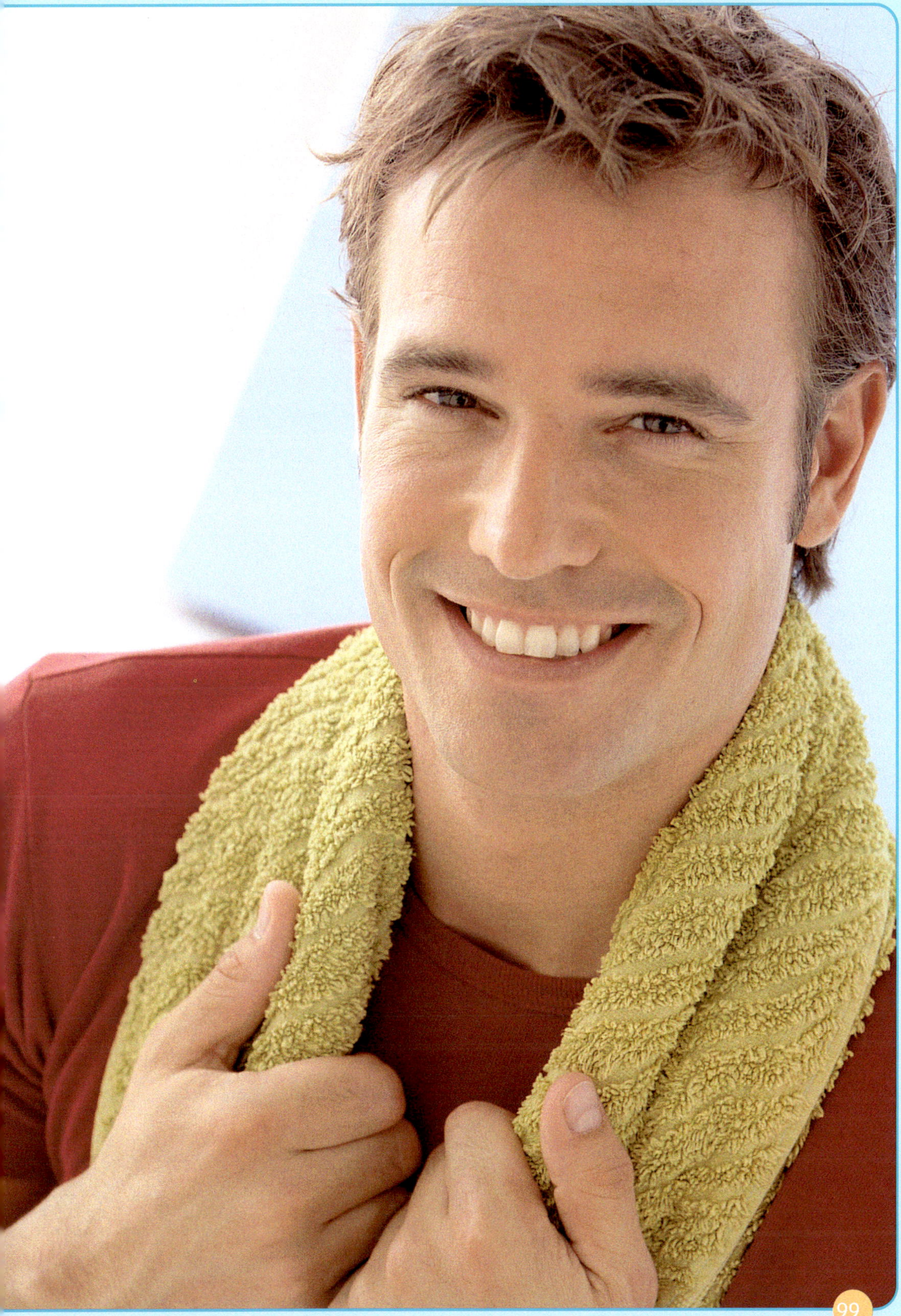

22. Tag

Workout-Quickie für Brust & Rücken

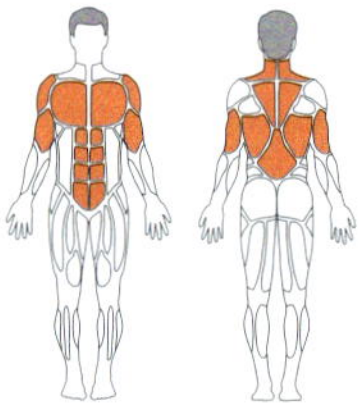

Let's move

Wählen Sie einen der ab Seite 18 vorgestellten Kardio-Moves aus, um innerhalb von 60 Sekunden auf Touren zu kommen.

Let's work

1 BASIC-PUSH-UP

→ Ausgangsposition ist die Bauchlage. Platzieren Sie Ihre Handflächen ungefähr unterhalb der Schultern auf dem Boden. Nun die Arme anspannen und dabei den Körper vom Boden heben. Verteilen Sie Ihr Körpergewicht gleichmäßig auf Zehenspitzen und Hände. Die Finger weisen dabei stets nach vorn. Kopf, Hals, Wirbelsäule, Gesäß und Knie bilden eine Linie, die Bauchmuskulatur ist angespannt.

→ Der Kopf sollte beim Liegestütz unbedingt eine Linie mit dem Körper bilden. Der Blick ist auf den Boden gerichtet, sonst drohen Zerrungen im Nacken. Achten Sie außerdem darauf, dass Ihr Po weder nach unten durchhängt noch weit nach oben gestreckt ist.

→ Senken Sie jetzt Ihren Oberkörper langsam ab, bis Sie mit der Nasenspitze fast den Boden berühren. Um Ihre Brustmuskulatur möglichst vollständig zu trainieren, müssen Sie die Übung mit größtmöglichem Bewegungsradius ausführen: Je tiefer Sie kommen, desto intensiver ist das Training!

→ Drücken Sie sich anschließend wieder nach oben, ohne die Arme ganz durchzustrecken. Die Ellbogen bleiben auch in der höchsten Position angewinkelt, um so die Spannung in Brust, Schultern und Trizeps konstant zu halten.

→ 2–3 Sätze à 10–15 Liegestütze.

1

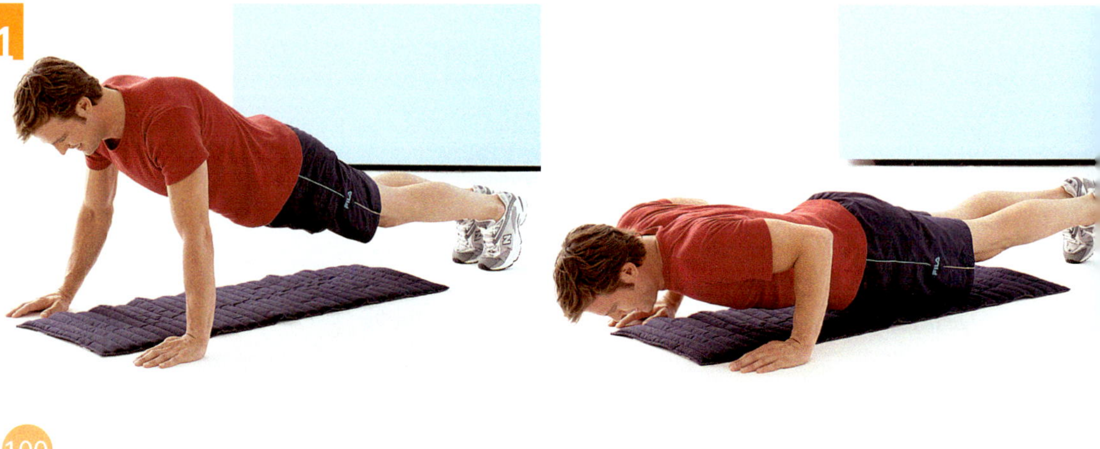

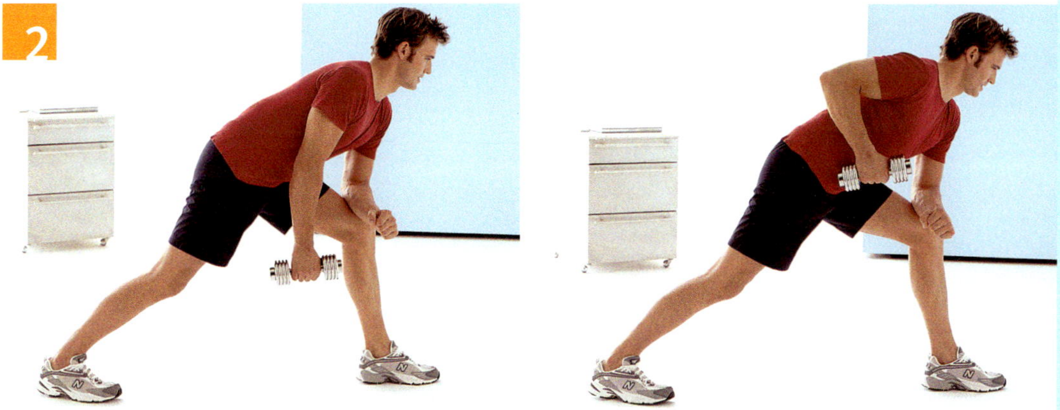

Für Fortgeschrittene: Gehen Sie zunächst in die Ausgangsposition des Basic-Push-Ups. Um die Intensität zu verstärken, setzen Sie nun aber einen Fuß auf die Ferse des anderen, so dass Ihr Körpergewicht nur noch auf drei Punkten liegt!

→ 2–3 Sätze à 10–15 Liegestütze.

2 EINARMIGES RUDERN

→ Machen Sie mit dem linken Bein einen Ausfallschritt nach vorn. Stützen Sie sich mit der linken Hand auf dem Bein ab. Der Arm ist leicht gebeugt. Der Rücken ist gerade, der Bauch angespannt.

→ In der rechten Hand halten Sie eine Kurzhantel, die Handinnenfläche zeigt zum Körper.

→ Das Gewicht mit dem Ausatmen nahe am Körper nach oben ziehen, bis sich die Hand auf Höhe der unteren Rippen befindet. Die Ellbogen dabei dicht am Körper halten und die Schultern nicht durch das Gewicht nach unten ziehen lassen.

→ Erst eine Seite konzentriert trainieren, dann Hand und Schrittstellung wechseln.

→ Pro Seite 2–3 Sätze à 10–15 Wiederholungen.

Let's stretch

3 YOGA-STRETCH

→ Legen Sie im Stand die Handflächen hinter dem Rücken aneinander. Die Fingerspitzen zeigen nach unten.

→ Führen Sie nun beide Ellbogen ganz behutsam möglichst weit nach hinten. Der Rücken bleibt die ganze Zeit aufrecht. Das Brustbein heben Sie ganz bewusst an.

→ Die Dehnung 10 Sekunden halten und 1- bis 2-mal wiederholen.

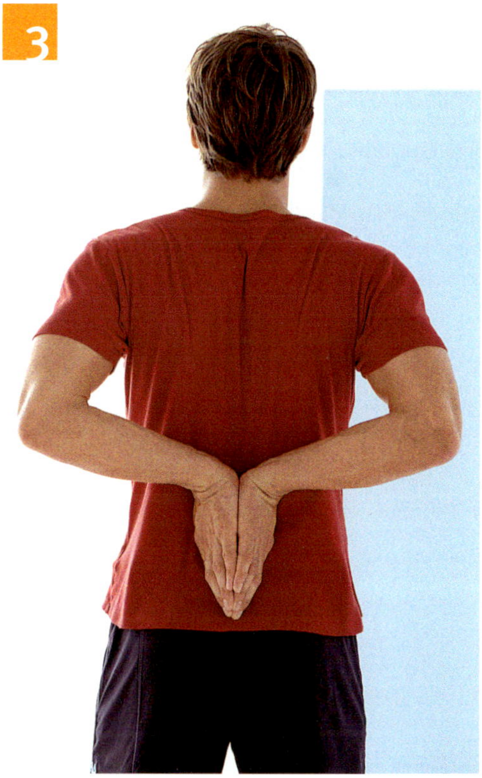

Vitamine – unsichtbare Muntermacher

Vitamine sind für viele das Symbol gesunder Ernährung überhaupt. Und tatsächlich geht ohne diese unsichtbaren, geschmacksneutralen und federleichten Wirkstoffe in unserem Körper nichts: Bei jeder Stoffwechselfunktion sind sie mit von der Partie. Sie liefern selbst zwar keine Energie, sorgen aber dafür, das alles reibungslos läuft – und das bereits in Mini-Mengen. So sind sie unter anderem wichtig für Blutbildung, Sehvermögen, gesunde Haut und Haare und für den Aufbau von neuem Gewebe. Insgesamt gibt es 13 Vitamine, die der Körper nicht selbst bilden kann und die Sie daher mit der täglichen Nahrung aufnehmen müssen.

Grundsätzlich werden Vitamine in zwei Gruppen unterteilt – die wasserlöslichen und die fettlöslichen Vitamine. Die wasserlöslichen Winzlinge kann der Körper nur kurzfristig speichern. In diese Gruppe gehören Vitamin C und der so genannte Vitamin-B-Komplex, zu dem die Vitamine B1, B2, B6, B12 sowie Niacin, Pantothensäure, Folsäure und Biotin zählen.

Zur fettlöslichen Fraktion gehören die Vitamine A, D, E und K. Diese können vom Körper nur aufgenommen werden, wenn Fett mit im Spiel ist. Aber schon kleinste Fettmengen reichen, um den Transport in die Zellen sicherzustellen: Der Fettanteil eines Joghurts, den Sie zwei Stunden vor oder nach Ihrer Karotte essen, genügt beispielsweise völlig zur Einschleusung der Vitamine, ebenso wie das Olivenöl für die im Salat befindlichen Wirkstoffe ausreicht.

Fettlösliche Vitamine sollten nicht im Übermaß aufgenommen werden, denn anders als die wasserlöslichen werden sie bei zu hoher Dosierung nicht einfach aus dem Körper ausgeschieden, sondern in Fettgewebe und Leber eingelagert. Dabei kann es zu einer Überversorgung kommen. Also: Viel hilft nicht viel.

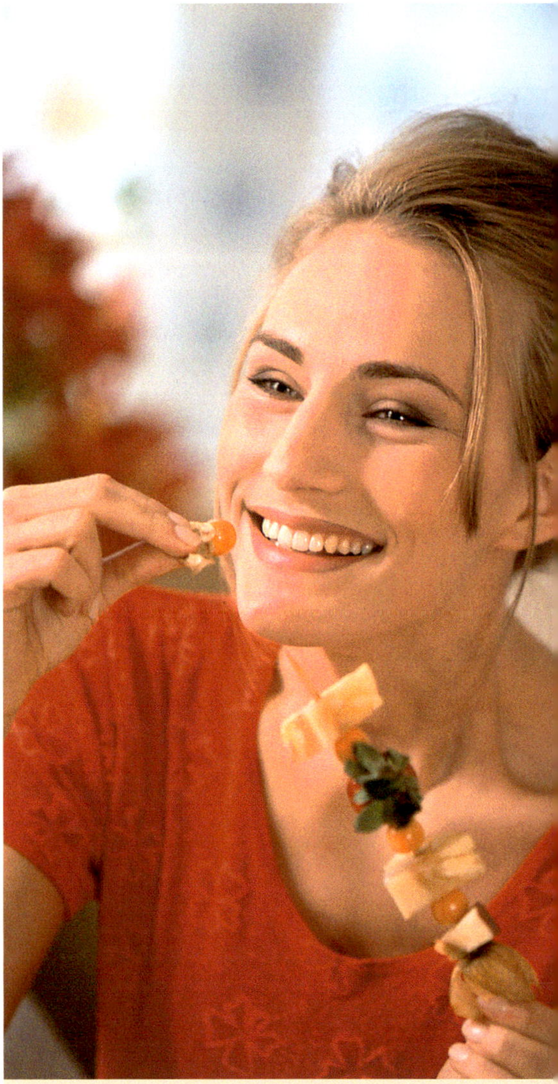

Snacks, die gut tun: Süß und gesund sind die frischen Naschereien, die Genuss ohne Reue bieten.

TIPP

Wer kann schon täglich frisches Obst und Gemüse einkaufen? Die richtige Alternative: Tiefkühlkost! Beim Einfrieren bleiben zum Beispiel bis zu 80 Prozent des Vitamin C erhalten. Besser als Salat oder Spinat, der zwei bis drei Tage liegt, sind also Vitamine on the rocks!

WIE VIELE VITAMINE MÜSSEN SEIN?

Generell hat jeder Mensch einen individuellen Bedarf an Vitaminen und Mineralstoffen (siehe auch ab Seite 106). Dieser hängt von Körpergröße, Gewicht und Gesundheitszustand ab, aber auch vom Lebensstil. Beste Vitamin-Lieferanten sind immer noch frisches Obst und Gemüse. Mehr oder weniger hoch dosiert, finden sich diese lebenswichtigen Wirkstoffe aber auch in Fleisch, Fisch, Getreide oder Milchprodukten. Gute Lieferanten der B-Vitamine sind beispielsweise Vollkornprodukte, Getreide und Fleisch.

Fazit: Statt also täglich eine Vitaminpille zu schlucken, bedienen Sie sich möglichst abwechslungsreich aus der gesamten Nahrungspalette. Achten Sie auf das saisonale Angebot. Es ist gerade das Zusammenspiel von unzähligen Substanzen, das unser Essen so wertvoll macht.

Eine besondere Aufgabe erfüllen die Vitamine A, C und E. Sie können uns vor den Attacken so genannter freier Radikale schützen. Egal, ob im Prozess der Alterung, bei Erkrankungen wie Krebs, Herzkrankheiten oder anderen Beschwerden – diese aggressiven Sauerstoff-Verbindungen sind immer mit im Spiel. Sie greifen Zellstrukturen, Eiweißmoleküle und sogar das Erbgut an. Je stärker die individuelle Belastung durch Alltagsstress, Umweltgifte oder ungesunde Lebensweise ist, desto größeren Schaden können freie Radikale anrichten.

Zum Glück können Sie sich dagegen schützen. Die Vitamine C, E sowie Vitamin A in seiner Vorstufe Beta-Karotin sind so genannte Antioxidantien – Ihre »Armee« gegen freie Radikale.

Fitmacher in der Küche

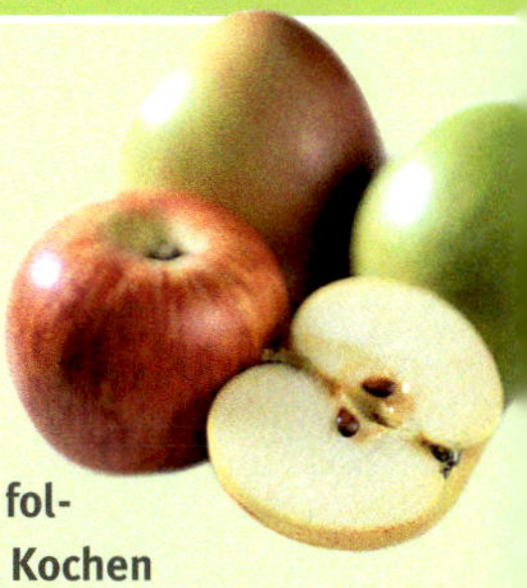

Vitamine sind Sensibelchen: Werden Lebensmittel falsch gelagert oder zubereitet, gehen nicht selten über 50 Prozent der Vitamine verloren. Beachten Sie deshalb die folgenden Tipps für Einkauf, Kochen und Lagerung, damit die Vitamine fit bleiben:

- **Natur pur.** Essen Sie möglichst naturbelassene Lebensmittel. Je stärker Nahrung ver- und bearbeitet ist, desto weniger Vitamine überleben.
- **Gehen Sie mit der Zeit.** Bevorzugen Sie marktfrisches Obst und Gemüse aus der Region – der Saison entsprechend. Exoten haben lange Transportwege hinter sich, für die sie oft mit Schädlingsbekämpfungsmitteln präpariert wurden.
- **Shoppen Sie »just in time«.** Wenn irgend möglich, sorgen Sie häufiger für frischen Nachschub, als die Lebensmittel lange zu lagern. Wenn Sie auf Vorrat kaufen, lagern Sie die Vitaminträger immer möglichst kühl und dunkel. Einzige Ausnahme: exotische Früchte wie Orangen und Bananen.
- **Nichts für Putzteufel.** Entfernen Sie beim Putzen von Obst und Gemüse nur das Nötigste. Unter der Schale sitzen die meisten Vitamine. Bitte auch nicht zu gründlich waschen, sonst schwimmen Ihnen wasserlösliche Vitamine einfach davon.
- **In der Küche einen Zahn zulegen!** Fangen Sie erst kurz vor dem Verzehr mit dem Schnippeln an. Beim Schneiden von Gemüse und Salat vergrößert sich deren Oberfläche. Wer den Wasserhahn erst nach dem Schneiden aufdreht, wäscht deshalb eine Menge Vitamine von der Schnittfläche weg.
- **Kochen im Schongang.** Das Garen in Alufolie, im Tontopf, in Edelstahlgeschirr oder in Schnell- und Dampfkochtöpfen schont die Vitamine.
- **Gehen Sie auf Nummer sicher.** Damit Sie in den vollen Genuss der Bio-Power kommen, verwenden Sie das Kochwasser bei der Zubereitung stets mit.

23. Tag

Schöne Schultern & flacher Bauch

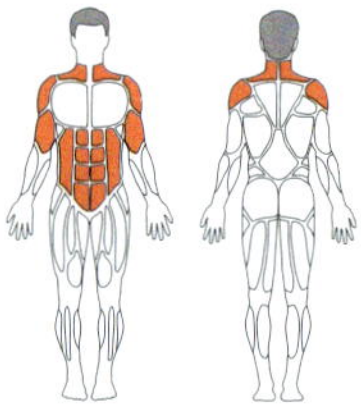

Let's move

Wählen Sie einen der ab Seite 18 vorgestellten Kardio-Moves aus, um innerhalb von 60 Sekunden auf Touren zu kommen.

Let's work

1 AUFRECHTES RUDERN

→ Sie stehen aufrecht, die Füße schulterbreit, die Knie leicht gebeugt. In jeder Hand halten Sie mit leicht gebeugten Armen eine Kurzhantel in Hüfthöhe. Die Handflächen zeigen zum Körper.

→ Führen Sie nun die Gewichte mit einer Ruderbewegung eng am Körper entlang bis auf Höhe des Schlüsselbeins. Ihre Ellbogen zeigen bei diesem Bewegungsablauf nach oben.

→ Lehnen Sie sich ruhig mit dem Oberkörper ein wenig nach vorn. Der Rücken sollte aber auf jeden Fall gerade bleiben. Die Arme kehren anschließend wieder in die Grundstellung zurück.

→ 2–3 Sätze à 10–15 Wiederholungen.

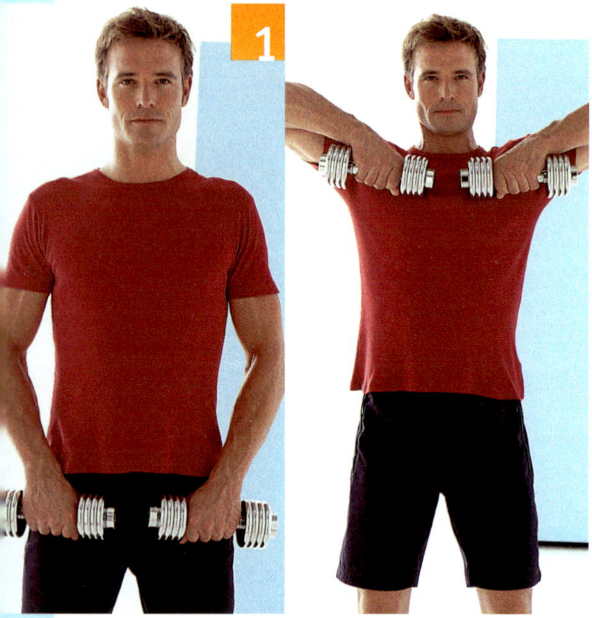

Achtung: Atmen Sie jeweils beim Heben der Gewichte aus und fahren Sie im naturlichen Atemrhythmus fort.

2 REVERSE-CURLS

→ Legen Sie sich auf den Rücken und strecken Sie die Beine gerade zur Decke. Um die Balance besser halten zu können, breiten Sie die Arme seitlich aus und legen Sie am Boden ab. Nun heben Sie langsam – ohne Schwung! – den Po vom Boden.

→ Versuchen Sie den Bauch bei dieser Bewegung wie eine Ziehharmonika zusammenzuziehen und Ihre Knie gleichzeitig in Richtung Brust zu bewegen. Nicht der Bewegungsumfang, sondern die korrekte Audsführung ist dabei entscheidend.

→ Durch die Kontraktion der Bauchmuskulatur wird der untere Rücken etwas eingerollt.

→ 2–3 Sätze à 8–10 Wiederholungen.

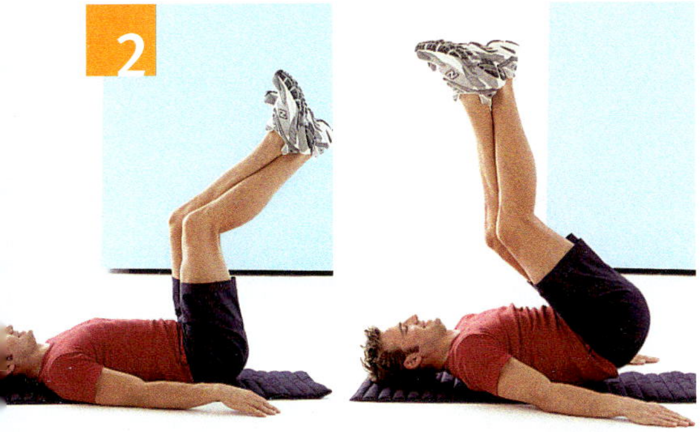

TIPP

Bewusstes Atmen ist die Geheimformel für Entspannung und zusätzliche Power (siehe auch Atemübungen auf Seite 79). Wenn Sie bei jeder Übung genau darauf achten, werden Sie sicher bald spüren, wie sich ein angenehmes Gefühl der Gelöstheit einstellt, die Kräftigungseinheiten effektiver werden und die Dehnungsübungen spürbar wirken.

TIPP

Konzentrieren Sie sich und fühlen Sie, wie Ihre untere Bauchmuskulatur arbeitet. Legen Sie eine Hand auf Ihre Muskeln – das hilft Ihnen, die Spannung in der Bauchmuskulatur noch intensiver wahrzunehmen und den Bewegungsablauf zu kontrollieren. Das schult die Körperwahrnehmung und steigert nach neuesten Erkenntnissen die Effektivität Ihres Trainings!

Gut zu wissen: Eine Bewegung von wenigen Zentimetern reicht bei dieser Übung völlig aus, um Ihren Bauch effektiv zu trainieren.

Let's stretch

3 SCHULTER-ZUG

→ Stellen Sie sich mit leicht gebeugten Knien im stabilen Stand aufrecht hin. Verschränken Sie jetzt die Hände hinter dem Gesäß oder umfassen Sie mit einer Hand das Handgelenk der anderen.

→ Ziehen Sie nun aktiv beide Arme nach hinten und unten – so weit Sie können. Unterstützen Sie diese Bewegung noch, indem Sie gleichzeitig beide Schultern ebenfalls ganz bewusst nach unten drücken.

→ Ihr Rücken bleibt während der Dehnung ganz gerade und das Brustbein aufgerichtet. Atmen Sie tief und gleichmäßig weiter.

→ Die Dehnung 10–15 Sekunden lang halten und 1- bis 2-mal wiederholen.

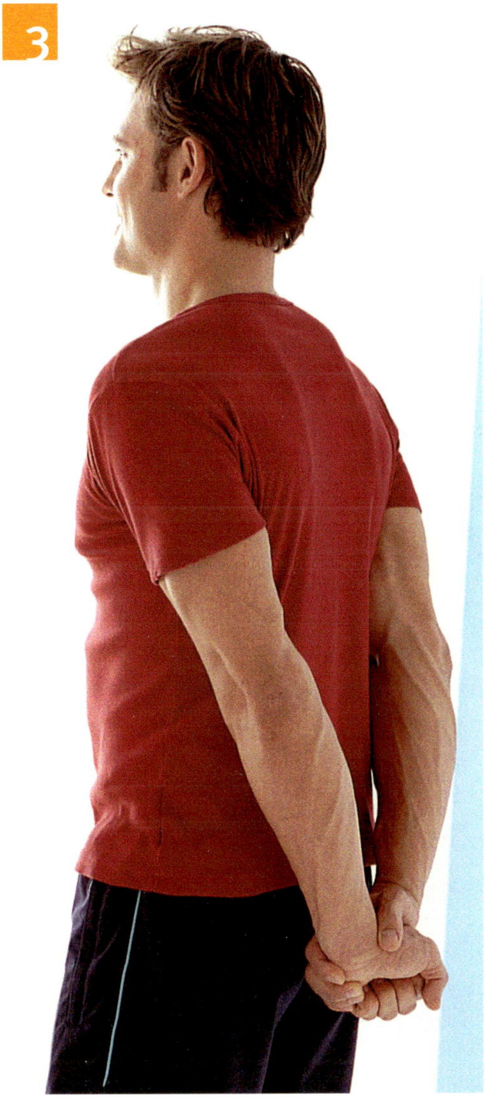

Mineralstoffe – Winzlinge mit Wirkung

Müde, unkonzentiert, schwermütig – ohne Mineralstoffe wären wir schnell komplett am Ende. Auch wenn sie nur rund vier Kilogramm unseres Körpergewichts ausmachen – im Gegensatz zu anderen Pfunden sollten wir diese nie verlieren! Mineralstoffe sind anorganische Elemente, die genauso klein und ebenso lebenswichtig sind wie die Vitamine (siehe ab Seite 102). Mehr als 20 verschiedene gibt es, und jedes hat im Körper seine eigenen wichtigen Aufgaben zu erfüllen. Mineralstoffe liefern selbst keine Nahrungsenergie, aber ohne diese Substanzen könnten wir nicht einmal mit der Wimper zucken. Ob Verdauung, Vermehrung oder Verstand – immer sind Mineralien mit im Spiel. Sie sind wichtige Bestandteile für Muskeln und Nerven, Knochen und Zähne, helfen bei der Blutbildung und beim Sauerstofftransport im Blut. Da Ihr Körper Mineralstoffe nicht selbst bilden kann, sie aber mit jedem Tropfen Körperflüssigkeit verloren gehen, müssen Sie täglich über die Nahrung ausreichend Nachschub beschaffen.

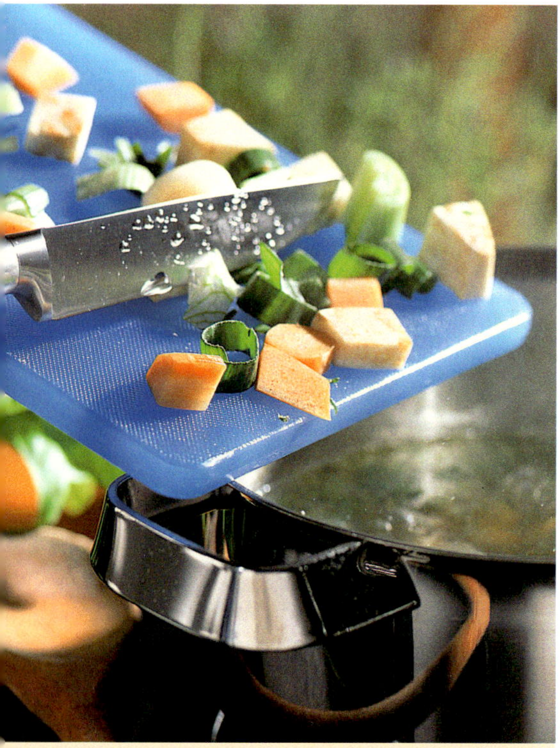

Scharf geschnitten, schnell serviert: Richtig zubereitet, bleibt die Power im Essen!

DIE RICHTIGE MISCHUNG MACHT'S

Mineralstoffe unterteilt man in Mengen- und Spurenelemente. Entscheidend ist, in welcher Menge der Stoff in unserem Körper vorhanden ist. Von den eigentlichen Mineralstoffen oder auch »Mengenelementen« (wie Kalzium und Magnesium) benötigen wir relativ viel, von Spurenelementen (etwa Zink und Chrom) nur wenige Mikrogramm. Trotzdem ist es alles andere als selbstverständlich, dass wir sie auch ausreichend bekommen. Hierfür gibt es mehrere Gründe: Stress, Alkohol und einseitige Ernährung bringen die Nährstoffbilanz kräftig aus dem Lot. Sogar wenn wir mit frischen Zutaten kochen, schütten wir oft die Mineralien mit dem Koch- und Waschwasser direkt in den Ausguss. Sie müssen deshalb aber noch lange nicht die Versorgung ständig anhand von Tabellen kontrollieren. Damit der Körper optimal mit allen Nährstoffen versorgt wird, ist wieder einmal Vielseitigkeit Trumpf. Essen Sie möglichst verschiedene frische, wenig verarbeitete Nahrungsmittel.
Und so könnte ein Tagesplan aussehen, bei dem Ihre Mineralstoffbilanz garantiert stimmt: 5 etwa faustgroße Portionen Obst und Gemüse, fettarme Milchprodukte (wie zum Beispiel 2 Gläser Milch,

TIPP

Glaubt man der Werbung, reicht eine Mineralstofftablette völlig aus, um mit voller Energie durchzustarten. So einfach ist die Sache aber leider nicht: Die Pillenmixturen entstehen häufig ohne solide wissenschaftliche Basis und können kein Ersatz für eine ausgewogene Ernährung sein!

2 Scheiben Käse), mindestens 6 Portionen Vollkornprodukte (beispielsweise 3 Scheiben Brot, 1 Portion Müsli, 30 Gramm Reis) sowie zweimal pro Woche Fisch und Fleisch.
Und noch ein Tipp: Greifen Sie immer lieber zur Frischkost als zur Pille (siehe auch Kasten oben).

5 WICHTIGE HELFER IM ÜBERBLICK

→ Magnesium aktiviert über 300 Enzyme, hilft beim Energiestoffwechsel, beim Zusammenspiel von Nerven und Muskeln und schützt vor Herzerkrankungen. Vor allem enthalten in Vollkornprodukten, Hülsenfrüchten, grünem Gemüse, Milch, Fisch, Bananen und Beerenfrüchten, auch magnesiumreiches Mineralwasser ist hilfreich.

→ Kalzium stärkt als wichtiger Baustoff unsere Knochen, beeinflusst auch Muskeln, Nerven und Blutgerinnung. Bei Mangel holt sich Ihr Körper das Kalzium aus den Knochen, die dadurch brüchig werden. Weitere Mangelsymptome: Sie fühlen sich nervös und kraftlos, leiden unter Kreislaufstörungen. Viel Kalzium enthalten Milch und Milchprodukte, aber auch Sesamsamen, Beerenfrüchte, Vollkorngetreide, Trockenobst und Gemüse – vor allem Brokkoli, Lauch und Spinat.

→ Eisen sorgt für Ausdauer. Es ist für den Sauerstofftransport im Blut unerlässlich und wichtig fürs gesamte Immunsystem. Ein Mangel kann sich durch Appetitlosigkeit, Müdigkeit und Blutarmut zeigen. Damit Eisen aus pflanzlichen Produkten optimal vom Körper verwertet werden kann, gehört stets etwas Vitamin C dazu, etwa ein frischer Salat mit Zitronendressing, ein Glas Obstsaft oder der Obstsalat nach der Hauptmahlzeit.

→ Jod hält die Zellen auf Trab. Das Schilddrüsenmineral ist unerlässlich für die Zellen und die Regulation des Stoffwechsels sowie für Herz, Lunge, Nieren und Muskeln. Ein Mangel macht müde und nervös, Leistung und Konzentration lassen nach. Gute Jodlieferanten sind Seefische, Algen, Fleisch und Milchprodukte.

→ Zink lässt Wunden schneller heilen. Mögliche Mangelerscheinungen sind schlechte Wundheilung und ein geschwächtes Immunsystem. Über 300 Enzyme sind von der Zinkzufuhr abhängig. Bei psychischem und körperlichem Stress wird vermehrt Zink mit dem Urin ausgeschieden. Sorgen Sie dann für ausreichende Zufuhr durch Vollkorngetreide, Fisch und Schalentiere. ■

So entgeht Ihnen nichts!

Acht Tricks, mit denen Sie mehr Nährstoffe herauskitzeln:

→ **Waschen Sie Salate und Gemüse** möglichst unzerkleinert. Sonst spülen Sie die meisten Mineralstoffe heraus.

→ **Bei Orangen die weiße Haut** beim Schälen nicht entfernen, denn die enthält die meisten Mineralien und Vitamine.

→ **Besser grillen, dämpfen, blanchieren** und dünsten als kochen. Das schont die Mineralien.

→ **Fisch sollten Sie in Folie dünsten** – und möglichst nicht mit Kohl kombinieren! So bleibt viel Jod im Fisch und wird optimal aufgenommen.

→ **Frische Kost und Tiefkühlprodukte** enthalten deutlich mehr Mineralstoffe als Konserven.

→ **Benutzen Sie scharfe Messer.** Sie beschädigen damit weniger Zellen und verringern so Verluste.

→ **Verwenden Sie** die während des Kochens entstehenden Flüssigkeiten weiter, um daraus später Suppen oder Saucen zu produzieren.

→ **Essen Sie selten Fertiggerichte,** denn je weiter Produkte bereits verarbeitet sind, desto mehr Mineralstoffe sind verloren gegangen.

24. Tag

Bizeps, Trizeps – Arme in Bestform

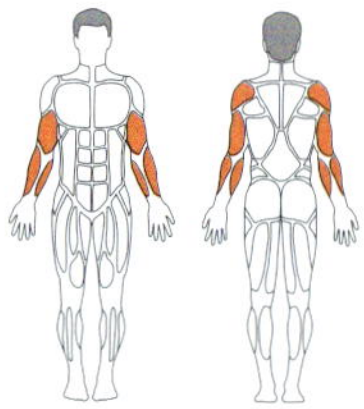

Let's move

Wählen Sie einen der ab Seite 18 vorgestellten Kardio-Moves aus, um innerhalb von 60 Sekunden auf Touren zu kommen.

Let's work

1 POWER-DREH-CURL

→ Nehmen Sie mit einem leichten Ausfallschritt eine stabile Ausgangsposition ein. Ihre Arme sind nur ganz leicht gebeugt und befinden sich nahe am Oberkörper. In jeder Hand halten Sie eine Kurzhantel. In der Ausgangsposition zeigen Ihre Handflächen zum Körper.

→ Spannen Sie Ihren Bizeps an und führen Sie zunächst einen Arm mit dem Gewicht langsam bis auf Schulterhöhe nach oben.

→ Etwa in Höhe der Oberschenkel beginnen Sie jeweils den Unterarm so zu drehen, dass in der Endposition die Handfläche zur Schulter zeigt. Der Vorteil: Da die Drehung des Unterarms und das Beugen des Ellbogens Ihren Bizeps doppelt fordern, können Sie Ihre Arme so besonders intensiv trainieren!

→ Führen Sie nun das Gewicht langsam zuruck in die Ausgangsposition, ohne den Arm vollständig durchzustrecken. Dabei drehen Sie Ihre Hand wieder in die Ausgangsposition zurück (Handfläche zeigt zum Körper). Gleichzeitig beugen Sie den anderen Arm zur Schulter.

→ In fließenden Bewegungen die Arme weiter abwechselnd zur Schulter führen.

→ Pro Seite 2–3 Sätze à 10–15 Wiederholungen.

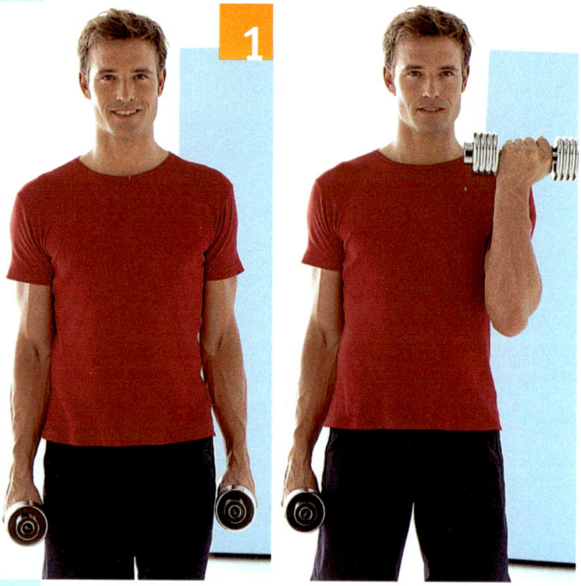

TIPP **Bei dieser Übung** haben Sie die Möglichkeit, die Bewegung jeder Körperseite genau zu beobachten. Konzentrieren Sie sich darauf, dass die Arme nicht neben dem Körper pendeln. Die Schultern und Oberarme sollten ruhig gehalten werden.

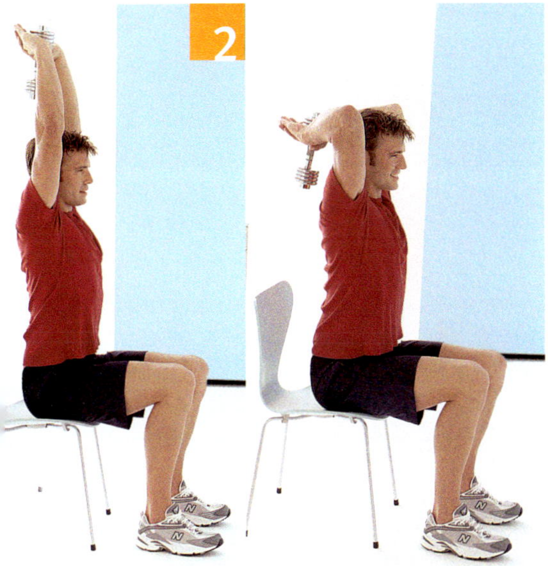

→ Strecken Sie nun die Arme wieder nach oben, ohne die Ellbogen durchzustrecken – die Oberarme weichen nicht zur Seite aus, sondern bleiben eng am Kopf.

→ In einem flüssigen Bewegungsablauf die Arme langsam abwechselnd beugen und strecken.

→ 2–3 Sätze à 10–15 Wiederholungen.

Let's stretch

3 BRUST-ARME-KOMBI-STRETCH

→ Hocken Sie sich zunächst vor die Matte, um dann den Oberkörper nach vorn zur Matte zu neigen und die Arme am Boden nach vorn zu schieben. Die Daumen liegen dabei oben.

→ Wenn die Arme vollkommen durchgestreckt sind und sich zwischen Unter- und Oberschenkel ein 90-Grad-Winkel gebildet hat, ziehen Sie die Schultern nach hinten und lassen die Brust immer weiter zum Boden sinken. Ihr Po bleibt dabei über den Knien.

→ Die Dehnung 10–15 Sekunden lang halten und 1- bis 2-mal wiederholen.

2 TRIZEPS-CURL

→ Setzen Sie sich mit geradem Rücken auf einen Stuhl, die Bauchmuskeln sind angespannt, das Brustbein angehoben. Die Füße stehen in hüftweitem Abstand auf dem Boden.

→ Führen Sie eine Kurzhantel mit leicht gebeugten Armen und nach hinten abgewinkelten Händen über den Kopf. Die Daumen umfassen die Hantelstange, eine Seite der Gewichtsscheiben ruht auf den Handflächen. Die andere Seite der Hantel hängt nach unten (siehe Foto oben).

→ Beugen Sie jetzt beide Ellbogen, um die Hantel nach unten bis zum Nacken zu führen. Die Oberarme bleiben dabei so nah wie möglich am Kopf.

TIPP

Wenn Sie die Arme auf einem Stuhl oder aus einer stehenden Ausgangsposition – zum Beispiel auf einer Fensterbank – abstützen, können Sie diese Übung intensivieren.

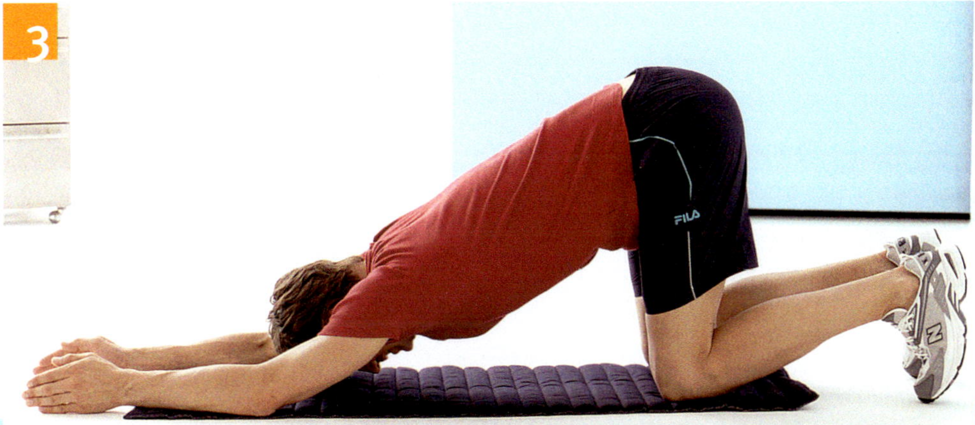

Von früh bis spät:
Fit durch den Tag

Wie, was und wann Sie essen, kann Ihre Leistungskurve entscheidend beeinflussen. Wer sich wohl fühlen möchte, setzt auf die perfekte Balance aus Fett, Kohlenhydraten, Eiweiß, Vitaminen und Mineralien. Und hier noch ein paar Tipps zum perfekten Timing in Sachen Ernährung.

GESUNDER START

Guten Morgen: Die in der Nacht geleerten Energiespeicher werden mit einem ausgewogenen Frühstück für den Tag wieder aufgefüllt. Das ist wichtig, denn in den nächsten Stunden sind Konzentration und Leistungsfähigkeit gefragt. Kernige Haferflocken mit Joghurt oder Quark sorgen für den fitten Start in den Tag. Mit einem Löffel Kleie im Müsli bekommen Sie die nötige Portion Folsäure, die den Eiweißstoffwechsel unterstützt.

Fertige Cornflakes und Müslis, Semmeln oder Baguette mit Marmelade – all diese Frühstücksvarianten sollten Sie dagegen meiden. Denn besonders morgens gilt: Zucker und Stärke setzen große Mengen an Insulin frei. Es entsteht Heißhunger auf Süßes – und damit ist die erste Kalorienorgie des Tages vorprogrammiert.

Generell sollte Vollkornbrot immer die erste Wahl sein. Auf gar keinen Fall sollten Sie ohne Frühstück aus dem Haus gehen! Denn ohne morgendlichen »Input« gerät Ihr Körper schnell in Panik und schaltet gleich auf Sparflamme. Mit einer unangenehmen Folge: Die Fettverbrennung kommt erst gar nicht auf Touren.

SNACKS AM VORMITTAG

Kaum einer schafft es, bis zur Mittagspause durchzupowern. Und es ist sogar ganz normal, dass die Leistungskurve am Vormittag einknickt (siehe auch ab Seite 22). Gönnen Sie sich also jetzt getrost eine kurze Pause, und genießen Sie in Ruhe eine kleine Zwischenmahlzeit. Wie wär's mit den folgenden Fit-Snacks?

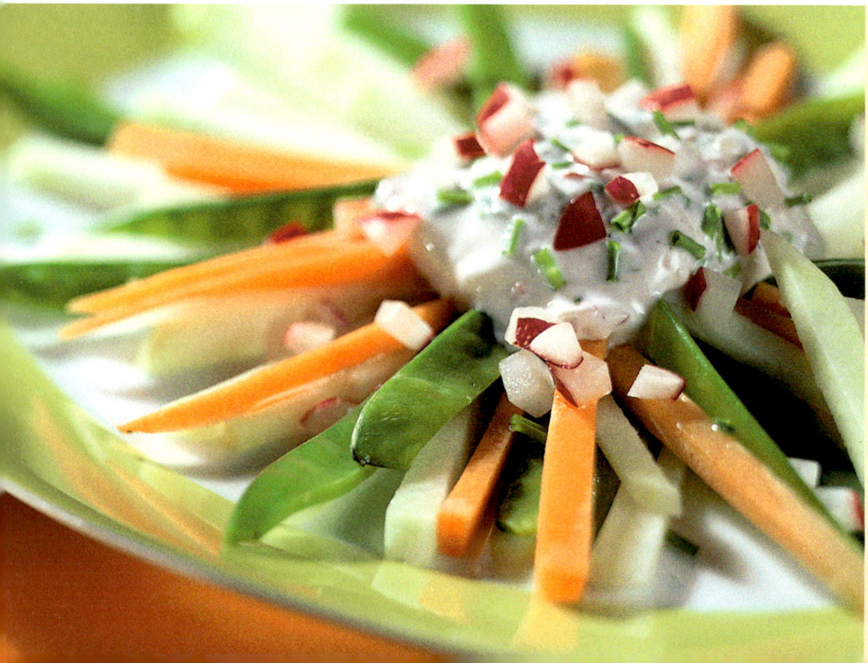

Egal, wann und was es zu essen gibt: Richten Sie möglichst auch die kleinen Snacks ansprechend her, das macht Appetit auf Gesundes.

TIPP **Besonders gesund und lange** sättigend ist ein Frischkornmüsli aus über Nacht eingeweichtem Vollkornschrot. Mit Joghurt und frischem Obst schmeckt's immer wieder anders.

→ Körniger Frischkäse mit Apfel- oder Bananenscheiben gibt länger Power als Riegel oder Kekse.
→ Joghurt mit einem Esslöffel Müsli liefert wertvolles Eiweiß.
→ Getrocknete Datteln oder Aprikosen sind wahre Geheimwaffen gegen das Tief am Vormittag. Sie sorgen schon in kleinen Mengen für einen schnellen Energieschub und mehr Konzentration.
→ Vergreifen Sie sich an jungem Gemüse – belegen Sie ein Brot mit Gurken oder Tomaten statt mit Wurst oder Käse.
→ Probieren Sie doch mal Gemüsestreifen mit einem Dipp aus Kräuterquark.
→ Ein Tipp für alle Schoko-Fans: Bitterschokolade mit hohem Kakao-Anteil (mindestens 70 Prozent) hat einen deutlich niedrigeren glykämischen Index (siehe Seite 59) als helle Schokolade.

MITTAGS – DER POWERSCHUB

Dünsten, Grillen, Backen auf Backpapier, Garen in der Folie oder Braten in beschichteten Pfannen – dabei wird am Fett gespart und nicht am Geschmack! Außerdem sollten pflanzliche Öle beim Kochen Ihre erste Wahl sein. Ansonsten können Sie sich an Gemüse satt essen. Denn Spinat & Co. helfen mit ihren Faserstoffen, den Körper auf natürliche Art zu entschlacken.
Die noch leichtere Lösung ist ein mit Lachsschinken, Putenbrust oder Magerkäse belegtes Vollkornbrot – aufgepeppt mit Gurken und Salat. Die Kombination aus Getreide, fettarmem Eiweiß und frischem Gemüse liefert Ihnen garantiert die nötige Power für die zweite Tageshälfte.
Auch gut: Ein gemischter Salat mit leckerem Joghurtdressing und einem Vollkornbrötchen. Beim Nachtisch ist ebenfalls Konsequenz gefragt: Greifen Sie wenn es irgend geht grundsätzlich zu frischem Obst.

ABENDS: EIN GUTER ABSCHLUSS

Wenn's mittags die Hauptmahlzeit gab, darf das Abendessen leicht sein. Mögen Sie es kalt und knackig? Dann passt Rohkostsalat mit Brot und Käse. Wer lieber etwas Warmes mag, der gönnt sich viel Gemüse, dazu etwas Fleisch oder Fisch. Tipp für alle Pasta-Freunde: Spaghetti nicht weich kochen, sondern al dente – so nimmt der Körper die Kohlenhydrate langsamer auf und Sie werden nicht so schnell wieder hungrig.

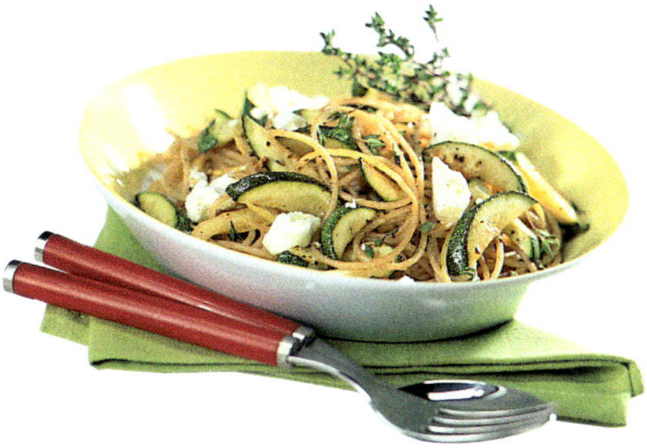

Schlanke Kantinentricks

Die Mittagspause endet für viele bei Verlegenheits-Snacks – oder in der Kantine. So umgehen Sie gewichtige Gefahren, die hier lauern:

→ **Hände weg von Aufläufen** – deren Zusammensetzung ist oft aus gutem Grund nur dem Koch bekannt, und meist enthalten sie zu viel Fett.
→ **Bei Fleisch und Soßen** reichen kleine Portionen. Füllen Sie Dreiviertel des Tellers mit Gemüse, Vollkornnudeln oder Naturreis.
→ **Pommes, Rösti oder Bratkartoffeln** sind echte Leistungsräuber und bleiben deshalb generell in der Pfanne.
→ **Wer gesundheitlich auf Nummer sicher** gehen will, gönnt sich mittags öfter mal einen großen Salat. Statt fettem Dressing reichen Essig und etwas Öl völlig aus. Und dazu eine Suppe.
→ **Als Dessert immer Obst** statt Kuchen wählen – und damit Vitamine statt Zucker.

25. Tag

Schöne Beine – knackiger Po

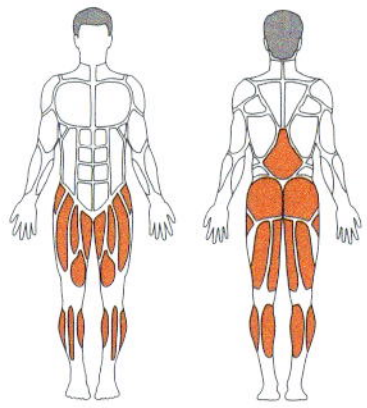

Let's move

Wählen Sie einen der ab Seite 18 vorgestellten Kardio-Moves aus, um innerhalb von 60 Sekunden auf Touren zu kommen.

Let's work

1 STEP-UPS

→ Die Ausgangsposition ist der Stand. Wer es sich schon zutraut, hält zwei Kurzhanteln seitlich am Körper. Ansonsten nutzen Sie Ihre Arme, um sich auszubalancieren. Stellen Sie einen Fuß mittig auf die Sitzfläche eines stabilen Hockers oder eines Stuhls.

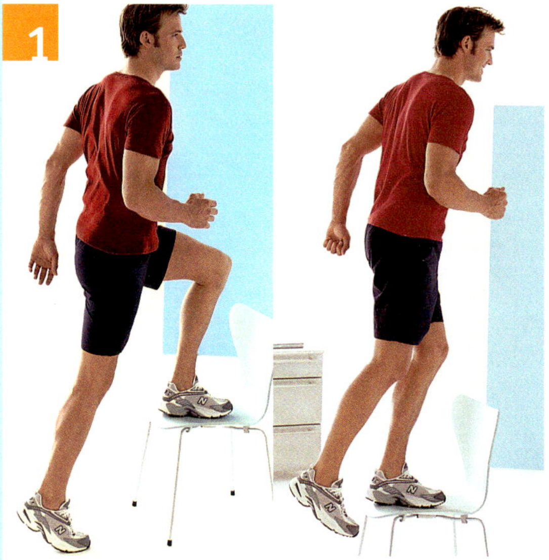

→ Halten Sie Ihren Oberkörper aufrecht und den Bauch angespannt, während Sie sich mit der Ferse des vorderen Fußes kräftig abdrücken und mit beiden Beinen auf den Stuhl steigen. Ihr hinteres Bein sollte Ihnen dabei helfen, das Gleichgewicht zu halten.

→ Kehren Sie anschließend die Bewegung um, wenn Sie langsam und kontrolliert mit dem ersten Bein in die Ausgangsposition zurückkehren.

→ Berühren Sie mit dem hinteren Fuß nur kurz den Boden, bevor Sie die Bewegung wiederholen. Die Kraft kommt ausschließlich aus der Bein- und Gesäßmuskulatur, Ihren Oberkörper nutzen Sie lediglich, um die Balance zu halten.

→ Alles mit dem anderen Bein wiederholen.

→ Pro Seite 2–3 Sätze à 15–20 Wiederholungen.

Für Fortgeschrittene: Steigen Sie wieder mit der Kraft des jeweiligen Standbeins auf den Stuhl. Nur ziehen Sie diesmal das Knie des Spielbeins beim Aufstieg dynamisch bis über Hüfthöhe. Kurz halten, dann wieder mit dem gleichen Bein absteigen. Nach jedem Satz die Seiten wechseln.

→ Pro Seite 2–3 Sätze à 10–15 Wiederholungen.

2 HÜFT-LIFT

→ Ausgangsposition ist der Vierfüßlerstand – so ist Ihre gesamte Rumpfmuskulatur gefordert. Ihr Kopf ist gerade, und der Bauch ist so fest ange-

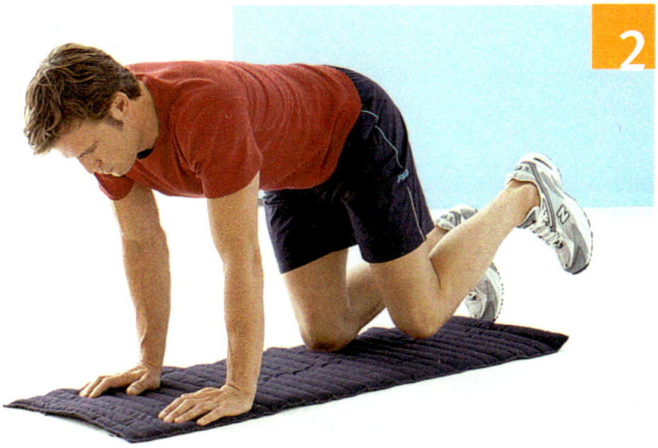
2

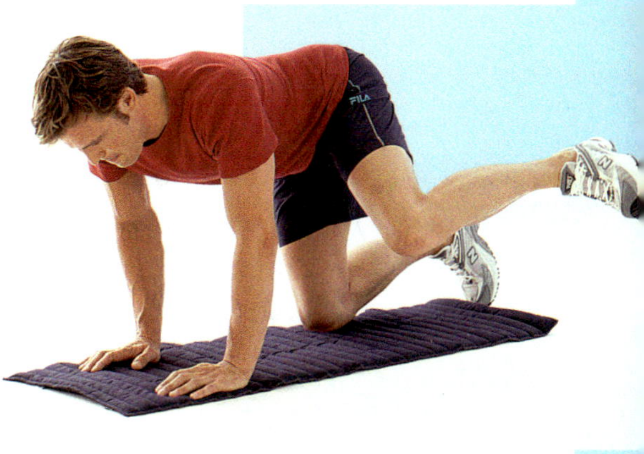

spannt, dass kein Hohlkreuz entsteht. Verlagern Sie das Gewicht nun ein wenig nach rechts, damit Sie das linke Bein vom Boden lösen können.

→ Jetzt das linke Bein seitlich anheben, ohne dabei die Hüfte mitzubewegen. Der Rücken bleibt weiter ganz gerade. Achtung: Auch jetzt nicht ins Hohlkreuz fallen.

→ Langsam wieder absenken und nach jedem Satz die Seite wechseln.

→ Pro Seite 2–3 Sätze à 15–20 Wiederholungen.

3

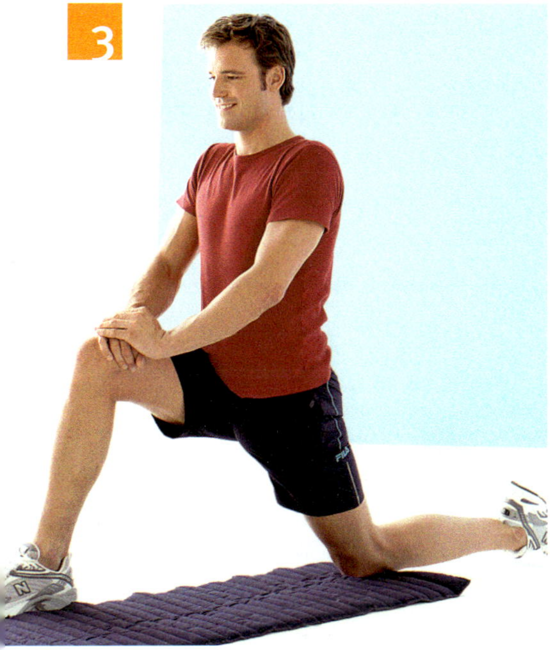

Für Fortgeschrittene: Führen Sie das Bein nicht gebeugt, sondern gestreckt zur Seite und heben Sie es dann so weit an, bis es sich parallel zum Boden befindet.

→ Sie können sich bei dieser Übung auch mit Gewichtsmanschetten weiter puschen.

→ Pro Seite 2–3 Sätze à 10–15 Wiederholungen.

Let's stretch

3 HÜFTBEUGER-DEHNUNG

→ Machen Sie mit dem rechten Bein einen großen Ausfallschritt nach vorn. Das linke Knie und der Spann des linken Fußes werden dabei auf der Matte abgelegt. Stützen Sie sich mit beiden Armen auf dem Oberschenkel des rechten Beins ab und halten Sie den Oberkörper aufrecht.

→ Dann gehen Sie in die Dehnposition, indem Sie die Hüfte mit jedem Ausatmen immer ein kleines Stückchen weiter nach vorn und unten sinken lassen. Zusätzlich können Sie mit dem linken Oberschenkel weiter nach hinten rutschen.

→ Wiederholen Sie die Übung auch zur anderen Körperseite.

→ Die Dehnung auf jeder Seite 10–15 Sekunden halten und jeweils 2-mal wiederholen..

TIPP

Um die Übung zu variieren, können Sie das vordere Bein auf einen Stuhl stellen.

Fit shoppen: Kalorienarm einkaufen

Endlich Feierabend! Zeit, durchzuatmen und sich zu Hause zu verwöhnen. Im Geist gehen Sie schon einmal den Inhalt des heimischen Kühlschranks durch – Fehlanzeige. Ein rascher Blick auf die Armbanduhr, Hektik bricht aus. Ihnen bleibt nur noch eine halbe Stunde, um sich den Pizza-Service zu ersparen.

Eile ist geboten, schließlich wollten Sie doch jetzt wirklich gesünder und ausgewogener essen. Keine Panik: Mit ein paar Tricks können Sie die Kalorienschmelze bereits im Supermarkt erfolgreich einleiten. Schließlich wollen Sie all das, was Sie in Ihren Einkaufswagen legen, ja auch irgendwann einmal essen.

Wer also schon beim Einkauf grobe Patzer vermeidet und aus der Angebotsvielfalt die richtigen Produkte herauspickt, dem bleiben meist auch schwergewichtige Sünden vor dem heimischen Kühlschrank erspart.

GEWAPPNET GEGEN KALORIEN-ATTACKEN – TRICKS VORAB

Erster Tipp: Schreiben Sie sich immer einen Einkaufszettel! Sie finden es spießig, mit diesem Papierchen herumzulaufen? Spart aber Zeit und Nerven. Und: Wer auf einem Einkaufszettel die benötigten Lebensmittel notiert hat, wird nicht so leicht von verlockenden Angeboten in Versuchung geführt. Haben Sie eine Einkaufsliste parat, zeigen Sie den Verführern problemlos die rote Karte.

Zweiter Tipp: Lassen Sie den Hunger zu Hause. Vor der Kasse gibt es Ihren Lieblingsriegel im Sonderangebot? Ein leerer Magen ist ein schlechter Ratgeber im Supermarkt! Das Gehirn ist gegen das knurrende Verdauungsorgan machtlos. Vom Hunger getrieben, greifen Sie leicht zu Lebensmitteln, die Sie eigentlich gar nicht brauchen. Also genießen Sie lieber vor dem Einkauf einen kleinen Snack, zum Beispiel etwas Obst.

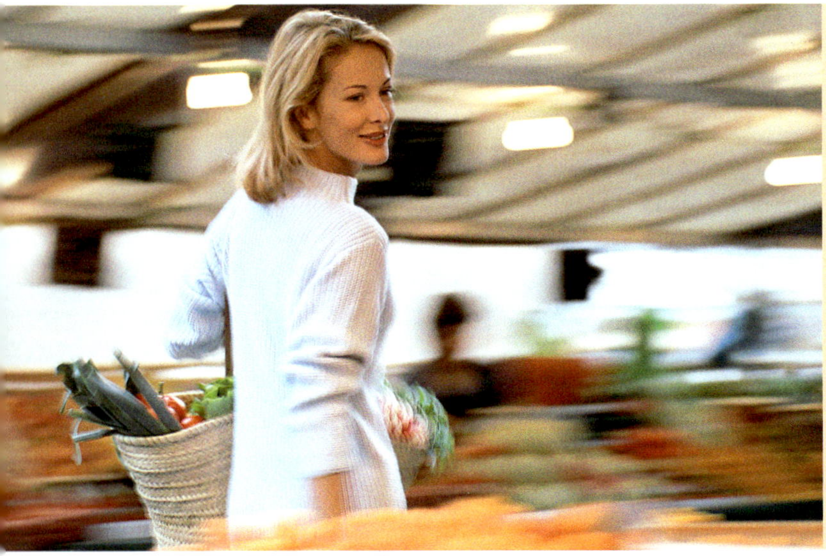

So gehen Sie als Sieger aus dem Supermarkt: Allen ungesunden Verlockungen widerstanden!

Die Qual der Wahl – sicher durch den Supermarkt

Hier finden Sie einige Tipps als kleinen Gesundheitskompass, damit Sie sich nicht im Angebots-Dschungel verirren.

→ **Gehen Sie in die Vollen!** Und zwar bei Spaghetti, Penne und Tagliatelle. Vollkornpasta liefert besonders reichlich aufbauendes Eiweiß und wertvolle Mineralien – bei der doppelten Menge an Ballaststoffen wie normale Pasta. Wenn Ihnen die braunen Nudeln aber beim besten Willen nicht so gut schmecken, dann greifen Sie zur echten italienischen Pasta. Die traditionelle Rezeptur aus Hartweizengries, Salz und Wasser macht dank der hochwertigen langkettigen Kohlenhydrate (siehe ab Seite 58) lange satt.

→ **Der Magermix:** Kaufen Sie magere Sorten wie Geflügelwurst, Putenbrust, rohen und gekochten Schinken ohne Fettrand. Wurstsorten wie Kalbsleber-, Mett- oder Teewurst, die »durch den Wolf« gedreht wurden, sollten Sie meiden. Denn hier gilt: je feiner, desto fetter. Entscheiden Sie sich auch bei Käse und Milch für fettärmere Varianten. Produkte mit weniger als 30 Prozent Fett in Trockenmasse (Fett i. Tr.) landen im Einkaufswagen.

→ **Feine Scheibe abschneiden lassen** – so halten Sie sich an der Käse- oder Wursttheke das Fett vom Leibe! Sollte Ihre Küche nicht mit einer Schneidemaschine ausgestattet sein, dann sorgen Sie bereits beim Kauf dafür, dass Ihr Aufschnitt seinen Namen auch verdient: Lassen Sie sich Käse und Wurst in feine Scheiben schneiden. Wer daheim nach Augenmaß säbelt, der neigt meist zur Übertreibung – und findet den Speck auf den Hüften wieder.

→ **Gelegenheit macht Pfunde.** Kaufen Sie nichts ein, was Sie nicht in den nächsten ein bis zwei Tagen verbrauchen. Wer Chips und Schokolade hortet, vertilgt sie auch früher oder später. Bleibt die Vorratskammer dagegen clean, müssen Sie sich erst einmal bis zur nächsten Tankstelle aufmachen. Und wer weiß: Vielleicht erinnern Sie sich unterwegs ja an Ihre guten Vorsätze?!

→ **Lesen Sie das klein Gedruckte:** Stehen tierische Fette in der Zutatenliste an erster Stelle, sind in der Mischung bestimmt viele gesättigte Fettsäuren enthalten. Das boykottieren Sie besser. Achtung: Besonders in Fertigprodukten wie Tiefkühlpizza oder dem Schokopudding versteckt sich reichlich Fett. Hier lohnt es sich besonders, das klein Gedruckte aufmerksam zu lesen.

→ **Achtung bei Light-Produkten!** Light kann vieles bedeuten: Leicht geschlagen, leicht verdaulich, weniger Zucker und manchmal auch wirklich weniger Fett. Dieser Begriff ist rechtlich nicht verbindlich und kann alles heißen. Eine Diätmargarine ist oft genauso fett (80 Prozent) wie die normale. Doch es gibt Alternativen: Einfach Schmand (30 Prozent), halbfetten Frischkäse (15 Prozent), Hüttenkäse (5 Prozent) oder Quark (bis 0,3 Prozent Fett i. Tr.) aufs Brot streichen!

→ **Lebensmittel voller Wert:** Je umfangreicher ein Lebensmittel verarbeitet wurde, desto geringer ist in der Regel sein Gehalt an Nährstoffen. Sie müssen nicht gleich Ihr Müsli selber schroten, jedoch Vollwerternährung immer den Vorzug geben. Für den Anfang etwa reicht es bereits aus, wenn Sie statt des Mischbrotes ein Vollkornbrot in Ihren Einkaufswagen legen. Oder Ihren Durst mit reinem Fruchtsaft und Saftschorlen statt mit Cola oder Limonade löschen.

→ **Wählen Sie die eiskalte Variante!** Fertigprodukte aus der Dose sollten Sie meiden – dann lieber Tiefkühlprodukte nehmen. Die haben oft sogar mehr Vitamine als frische Ware aus der Obstabteilung, da sie gleich nach der Ernte eingefroren werden.

→ **Nachhilfe für Naschkatzen:** Die Stunde der Wahrheit schlägt vor dem Süßigkeitenregal: Können Sie standhaft bleiben? Wenn nicht, probieren Sie es doch mal mit ungeschwefelten Trockenfrüchten, die sind süß und lecker. Mit rund 255 Kalorien pro 100 Gramm zwar recht kalorienreich, aber mit Abstand die gesündeste Schleckerei.

26. Tag

Workout-Quickie für Brust & Rücken

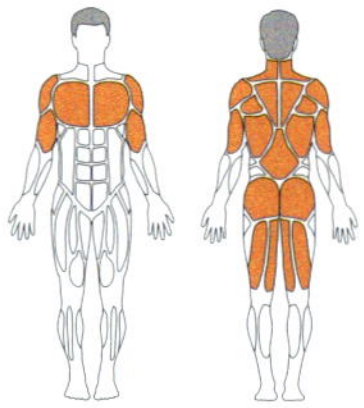

Let's move

Wählen Sie einen der ab Seite 18 vorgestellten Kardio-Moves aus, um innerhalb von 60 Sekunden auf Touren zu kommen.

Let's work

1 BRUST-PUSH-UP

→ Beginnen Sie die Übung mit den stehenden Butterflys, die Sie bereits an Tag 2 (siehe Seite 20) kennen gelernt haben: Sie stehen aufrecht, die Beine schulterweit geöffnet. In beiden Händen halten Sie jeweils eine Kurzhantel. Nun das Gewicht seitlich bis auf Schulterhöhe anheben. In dieser Position die Unterarme senkrecht nach oben beugen.

→ Die Arme in einer Halbkreisbewegung mit Spannung vor dem Körper zusammenführen. Die Arme müssen dabei stets in der Verlängerung der Schultern und die Unterarme angewinkelt bleiben.

→ Heben Sie nun die Unterarme langsam konzentriert weiter nach oben bis über Schulterhöhe.

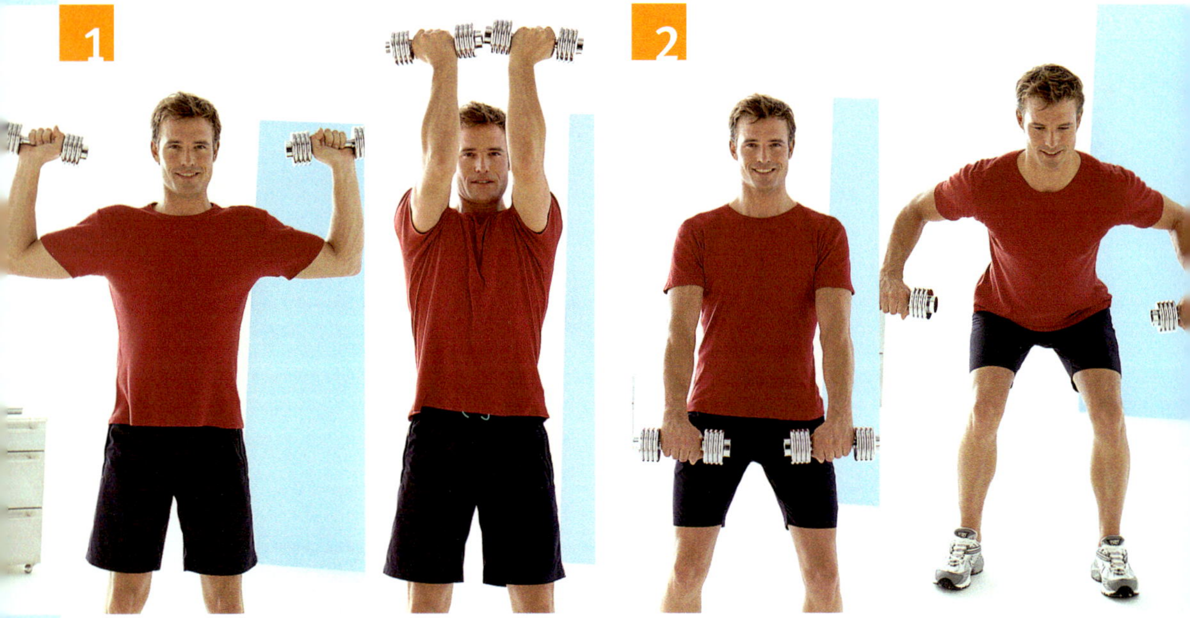

→ Die Brustmuskulatur bewusst anspannen und die Arme fest aneinander drücken! Erst dann die Arme wieder zurückführen.

→ 2–3 Sätze à 10–15 Wiederholungen.

2 LEICHTE KNIEBEUGE MIT LAT-RUDERN

→ Die Beine sind hüftweit geöffnet, in jeder Hand halten Sie eine Hantel etwa in Hüfthöhe vor dem Körper.

→ Beugen Sie die Knie, bis die Oberschenkel fast waagerecht sind (ein 80-Grad-Winkel ist perfekt).

→ Den Po langsam nach hinten schieben, als wollten Sie sich hinsetzen. Dabei den Oberkörper mit aufgerichtetem Brustbein etwas nach vorn neigen. Der Bauch ist angespannt.

→ Zugleich Ellbogen nach hinten und oben führen und Schulterblätter zusammenziehen. Schließlich bilden Unter- und Oberarm einen 90-Grad-Winkel, die Ellbogen sind hinter dem Körper.

→ Jetzt die Beine wieder strecken, aufrichten und die Arme vor den Körper zurückführen.

→ 2–3 Sätze à 10–15 Wiederholungen.

Let's stretch

3 BRUSTDREH

→ Sie stehen neben einem Türrahmen oder einer Wand, die Füße leicht gebeugt, schulterbreit auseinander im leichten Ausfallschritt.

→ Gestreckten Arm in Brusthöhe waagerecht an die Wand legen. Oberkörper zur anderen Seite drehen, bis Sie ein leichtes Ziehen in der Brust spüren.

→ Anschließend zur anderen Seite wiederholen.

→ Die Dehnung auf jeder Seite 10–15 Sekunden lang halten und je 1- bis 2-mal wiederholen.

TIPP **Um verschiedene Teile** der Brustmuskulatur zu dehnen, verändern Sie den Dehnungswinkel, indem Sie den Arm etwas weiter oben oder unten an die Wand legen.

3

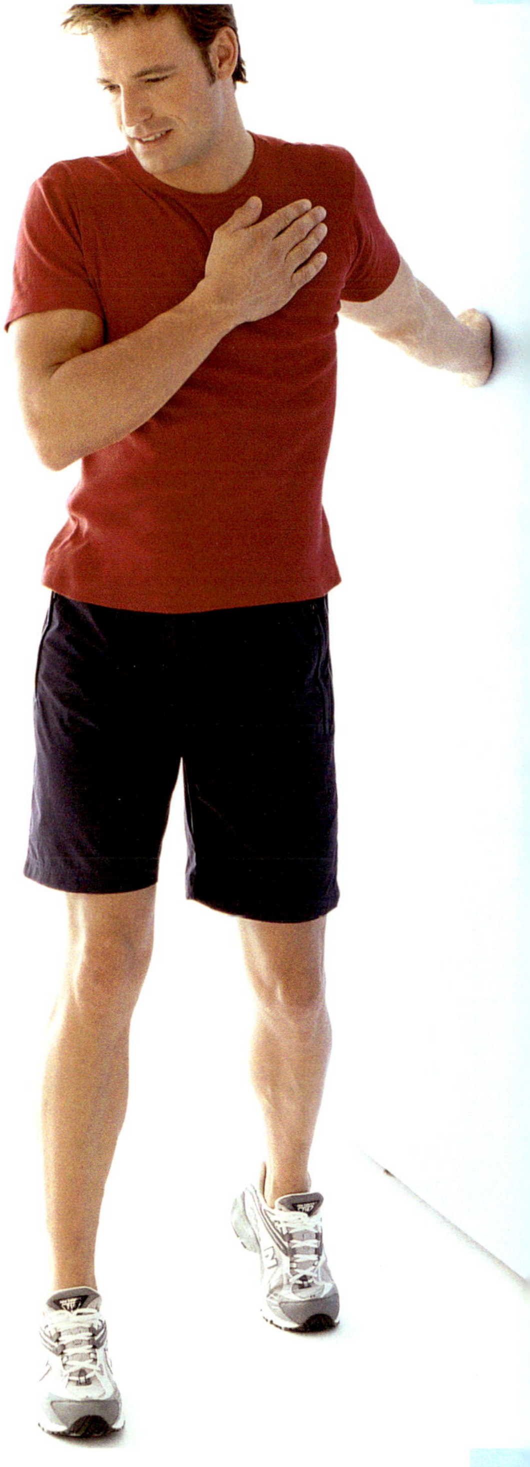

Und tschüs!

Abschied von den Pfunden

Sie wollen sich auf Linie bringen? Kein Problem. Hier sind 7 alltagstaugliche Tipps, wie es sich genussvoll leichter lebt:

1 Prost Mahlzeit

Wer vor dem Essen reichlich trinkt, füllt den Magen und bremst die Esslust. Manchmal steckt hinter dem kleinen Hunger zwischendurch auch einfach Durst. Für beides sind nämlich die gleichen Rezeptoren zuständig. Also erst einmal den Kühlschrank zulassen und einen großen Schluck aus der Wasserflasche nehmen. Und trinken Sie ruhig öfter einen über den Durst, denn jeder Schluck Mineralwasser nimmt dem Schokopudding ein wenig Platz weg. Eine Geheimwaffe gegen überflüssige Pfunde ist gerösteter Mate-Tee: Er zügelt durch seine Bitterstoffe zusätzlich den Appetit.

2 Immer mit der Ruhe

Schalten Sie bei jeder Mahlzeit ganz bewusst einen Gang runter. Ungefähr 20 Minuten müssen vergangen sein, bevor der Magen dem Gehirn meldet: Es reicht, ich bin satt. Schnelle Esser verdrücken in der Zwischenzeit so manch unnötigen Bissen – obwohl der Hunger eigentlich bereits gestillt ist. Deshalb: gründlich kauen, Pausen einlegen (siehe auch Tipps auf Seite 46).

3 Gehen Sie nie »ohne« auf die Party

Bereiten Sie Ihren Magen mit einer Banane oder einem Vollkornbrot auf die kommenden Verlockungen vor. So haben Sie etwas im Bauch und lassen sich nicht so leicht von üppigen Buffets verführen. Und Sie können außerdem in aller Ruhe die delikatesten Häppchen aussuchen und damit eine Menge überflüssige Kalorien einsparen.

4 Weniger ist mehr!

Gönnen Sie sich den ganzen Tag über kleine gesunde Häppchen, anstatt abends den Tag mit einem ausgiebigen Dinner zu krönen. Auf eine große Mahlzeit reagiert Ihr Körper mit verstärkter Insulinproduktion. Das wiederum führt nur zu neuen Appetitschüben. Cleverer ist es, den Insulinspiegel auf einem gleichmäßigen Niveau zu halten. Gut für die Insulin-Balance: den Hunger mit einem Müsli oder einem kleinen Salat mit Sonnenblumenkernen beantworten.

5 Echt scharf!

Klar, wenn's von den Lippen bis zu den Mandeln brennt, überlegt man sich jeden Bissen zweimal. Doch das ist nicht der einzige Grund, weshalb scharf schlank macht: Intensive Gewürze dämpfen das Hungergefühl! Also am besten beim Mexikaner, Thailänder oder Inder den Mittagstisch ansteuern, denn die würzen ihre Gerichte so feurig, dass Ihr Hungergefühl im Nu nur noch halb so quälend ist. Aber auch mit reichlich Zwiebeln, die viel Jod enthalten, kann über die Schilddrüse der Appetit reduziert werden. Wer eher auf deftigere Kost steht, sollte mal ein mit reichlich Cayennepfeffer und Sambal Olek gewürztes Puten-Zwiebel-Gulasch probieren. Übrigens: Chili, Tabasco & Co. fördern die Durchblutung und verbrennen auch damit bis zu 10 Prozent Kalorien zusätzlich.

6 Lassen Sie sich die Suppe nicht versalzen

Besser, der Salzstreuer ist bei Tisch nicht in Ihrer Reichweite: Die weißen Körnchen fördern nicht nur den Bluthochdruck, sie regen auch noch den Appetit weiter an. Beweisen Sie also lieber etwas Kreativität: Wer sein Essen mit getrockneten Kräutern, Zitrone oder Essig würzt, lebt gesünder und erweitert seinen Geschmackshorizont.

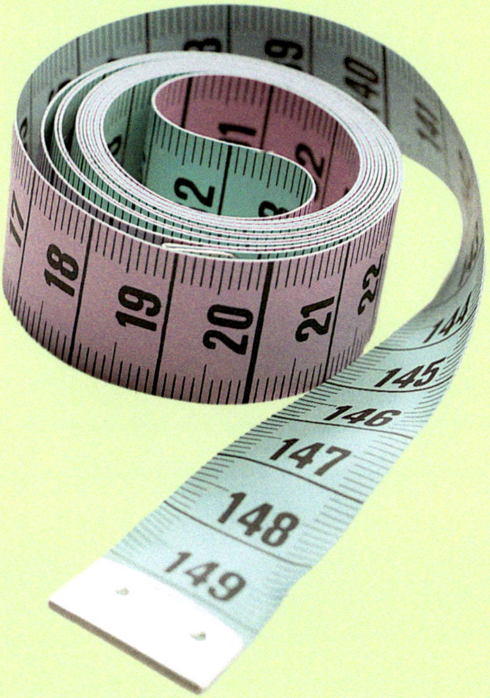

7 Das Auge isst mit

Und das ist gut so, denn so können Sie sich selbst Überfluss signalisieren: Einfach die Mahlzeit auf großem Teller anrichten und mit reichlich Salat, Rohkost oder Früchten garnieren. Die leckere Deko wird prompt als üppige Fülle wahrgenommen – das Auge meldet ans Gehirn: Es gibt viel zu essen! Nebenbei sorgen Sie auf diese Weise auch noch für eine Extraportion an Vitaminen.

27. Tag

Schöne Schultern & flacher Bauch

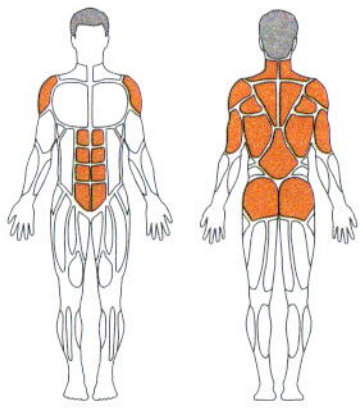

Let's move

Wählen Sie einen der ab Seite 18 vorgestellten Kardio-Moves aus, um innerhalb von 60 Sekunden auf Touren zu kommen.

Let's work

1 KRAFTAKT FÜR STARKE SCHULTERN

→ Wählen Sie für diese anspruchsvolle Übung für den gesamten Schultergürtel Kurzhanteln mit leichtem Gewicht.

1

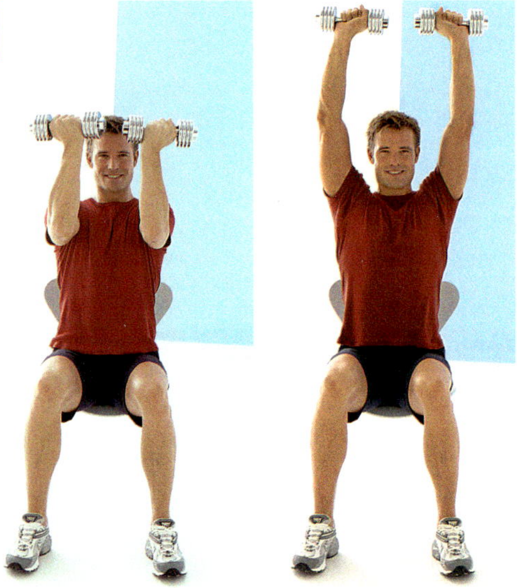

→ Setzen Sie sich mit aufrechtem Oberkörper auf einen Stuhl mit Rückenlehne. Heben Sie die Ellbogen in dieser Ausgangsposition nach vorn bis auf Schulterhöhe an. Die Unterarme sind um 90 Grad nach oben angewinkelt, die Handrücken zeigen nach vorn.

→ Drücken Sie jetzt die Hanteln über den Kopf nach oben. In der höchsten Position sind die Ellbogen lediglich minimal gebeugt und Ihre Handflächen zeigen nach vorn – Sie müssen also beim Heben der Hanteln die Hände um 180 Grad nach vorn drehen.

→ Konzentriert geht's zurück in die Ausgangsposition, dabei werden auch die Hande wieder in die ursprüngliche Haltung zurückgedreht.

→ 2–3 Sätze à 10–15 Wiederholungen.

Achtung: Bei allen Über-Kopf-Bewegungen sollten Sie sich vor der Übung noch einmal davon überzeugen, dass die Gewichtsscheiben Ihrer Hanteln gut gesichert sind!

Für Fortgeschrittene: Sie können die Übung auch aus einer stehenden Ausgangsposition heraus beginnen. Gehen Sie dafür in einen stabilen Ausfallschritt.

2 STATISCHE POWER-LIEGESTÜTZE

→ Gehen Sie zunächst in die Bauchlage. Stützen Sie sich anschließend auf Ihren Unterarmen ab. Die Ellbogen liegen genau unter den Schultergelenken auf der Matte auf.

2

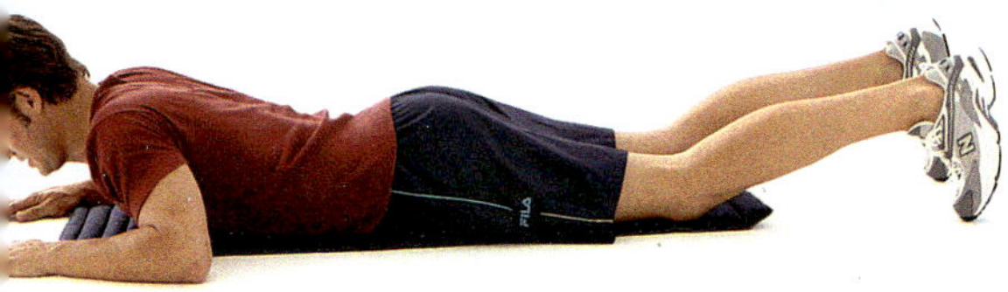

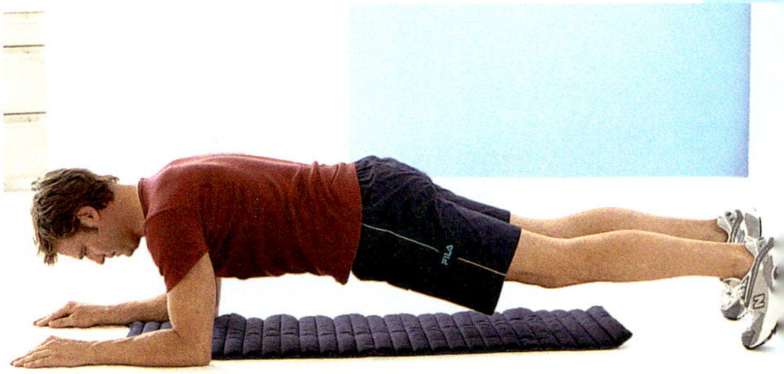

→ Halten Sie den gesamten Körper von den Schultern bis zu den Füßen auf einer Linie. Der Blick ist dabei stets nach unten gerichtet. Achtung: Halten Sie Ihren Bauch wirklich während der gesamten Übung angespannt, um ein Hohlkreuz zu vermeiden. Achten Sie aber trotzdem auf eine gleichmäßige Atmung.

→ Zählen Sie in dieser Position langsam bis 10. Den Körper senken und anschließend wieder nach oben führen..

→ 2–3 Sätze à 3–4 Wiederholungen.

Gut zu wissen: Diese anspruchsvolle Übung kräftigt die Bauch- und Rückenmuskulatur und stabilisiert gleichzeitig Ihre Haltung!

Für Fortgeschrittene: Gelingt Ihnen die Übung problemlos, heben Sie zusätzlich in der Position mit angehobenem Oberkörper ein Bein leicht an.

→ Noch anspruchsvoller wird die Übung, wenn Sie dazu noch einen Arm leicht heben. (jeweils linken Arm und rechtes Bein oder umgekehrt).

→ 2–3 Sätze à 3–4 Wiederholungen.

3

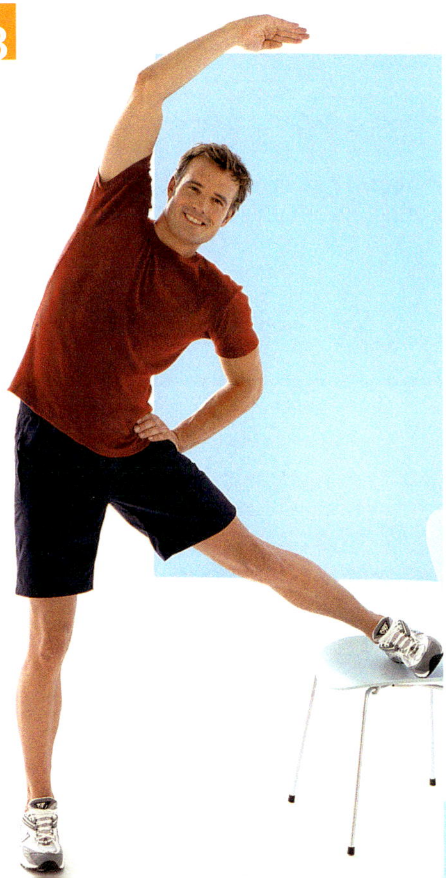

Let's stretch

3 BEIN-RUMPF-KOMBI

→ Stellen Sie sich seitlich vor einen Stuhl oder Hocker und legen Sie den neben dem Stuhl stehenden Fuß auf der Sitzfläche ab. Das Knie des Standbeins ist leicht gebeugt.

→ Jetzt den äußeren Arm hoch über den Kopf strecken, den anderen Arm stützen Sie in der Taille ab. Schieben Sie nun den Fuß auf der Sitzfläche weiter zur Seite und neigen Sie den Oberkörper gleichzeitig in dieselbe Richtung.

→ Anschließend ist das andere Bein dran.

→ Die Dehnung auf jeder Seite 10 Sekunden lang halten und jeweils 1- bis 2-mal wiederholen.

TIPP

Denken Sie daran, Stretching ist kein Leistungssport! Dehnübungen haben einzig und allein den Zweck, Ihnen zu mehr Wohlbefinden zu verhelfen.

Ein Ausblick:
So geht's weiter

Herzlichen Glückwunsch! Sie haben es geschafft und sind Ihrem Wunschbody ein gutes Stück näher gekommen. Fühlen Sie sich besser als zuvor? Ja? Klasse. Bleiben Sie auf dem Weg, den Sie eingeschlagen haben, beherzigen Sie auch in Zukunft den einen oder anderen unserer Tipps und vermeiden Sie unbedingt, wieder in den alten Trott zurückzufallen. Schließlich konnten Sie sich in den vergangenen Wochen bereits über spürbare Erfolge freuen: Von Muskelkater keine Spur mehr, auch schwere Übungen, die Ihre Koordination früher auf eine harte Probe gestellt hätten, werden von Ihnen heute locker gemeistert. Kurzum: Sie sind einfach deutlich fitter als vorher.

Was aber vor allem zählt: Sie haben sich selbst bewiesen, dass Sie in der Lage sind, die Verantwortung für Ihren Körper zu übernehmen, ein neues, intensiveres Körpergefühl zu entwickeln und Ihre Grenzen Schritt für Schritt weiter zu stecken! Wenn Sie möchten, stellen Sie sich noch einmal mit dem Fitness-Check auf die Probe (siehe hintere Klappe).

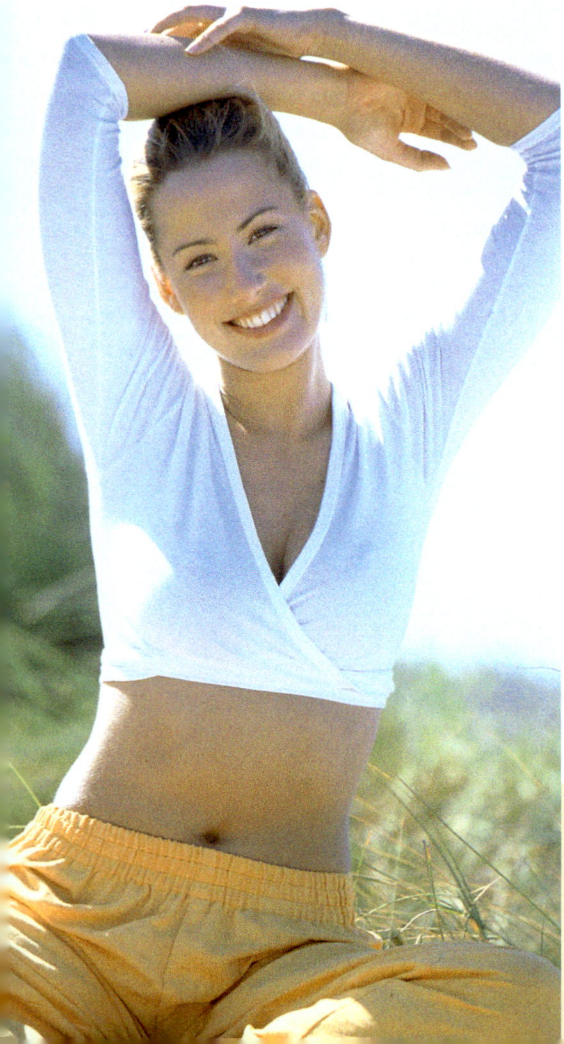

Nach vier Wochen Training können Sie sich sehen lassen – und Sie werden Spaß daran haben, Ihr neues Hobby fortzuführen!

AUF IN DIE ZWEITE RUNDE!

Sie haben durchgehalten! Damit haben Sie das fundamentale Grundprinzip des sportlichen Trainings am eigenen Leib bewiesen: Es besagt, dass Ihr Körper in der Lage ist, sich wachsenden Ansprüchen anzupassen. Auf Herausforderungen reagiert er prompt mit der gewünschten Leistungssteigerung.

Umgekehrt heißt das allerdings auch: Sie sollten Muskeln und Herz-Kreislauf-System weiter regelmäßig vor neue, reizvolle Aufgaben stellen, wenn Sie Ihre Power erhalten oder noch steigern möchten. Im Klartext: Je besser Sie werden, desto intensiver müssen Sie für weitere Fortschritte trainieren. Aber keine Bange, die erfolgreichen Zeiten sind nach 4 Wochen noch längst nicht vorbei! Wer

TIPP

Probieren Sie es mal mit dynamischem Stretching: Bringen Sie den Muskel in eine Position, in der ein leichtes Ziehen zu spüren ist, federn Sie dann aus der jeweiligen Endposition behutsam und kontrolliert je zweimal etwa 10 bis 15 Sekunden lang nach.

auf dem einmal erreichten Fitness-Level aufbaut, seinem Körper die nötige Zeit gibt und sich den gesmaten 4-Wochen-Plan – vielleicht mit einigen Variationen – ein zweites Mal gönnt, der wird seinem angestrebten Wunschbody weiter Schritt für Schritt näher kommen. Und das Beste daran ist: Der Aufwand bleibt auch in Zukunft im Vergleich zum Nutzen minimal.

GÖNNEN SIE SICH MEHR!

Schauen Sie nicht auf die Uhr, 10 bis 15 Minuten sollten immer drin sein. Auf jede einzelne Minute mehr, die Sie sich und Ihrem Programm widmen, können Sie stolz sein. Denn diese Zeit sind Sie sich wert, oder? Nutzen Sie das Training, um sich eine Auszeit von den Sorgen und Verpflichtungen des Alltags zu gönnen. Betrachten Sie diese Zeit als eine wertvolle Investition in sich selbst. Ganz nebenbei wird Ihre Motivation mit den anhaltenden Erfolgen von selbst wachsen.

Vielleicht sind Sie ja auch durch eine der vorgestellten Ausdauersportarten auf den Geschmack gekommen und Sport ist bereits zu einem festen Bestandteil Ihres Lebens geworden? Also behalten Sie Ihre Trainingsziele im Auge, freuen Sie sich auf die nächsten vier Wochen, vor allem aber: Bleiben Sie dran! Es lohnt sich!

Im Kasten rechts finden Sie noch einige Tipps für Fortgeschrittene. Achtung: Diese Trainingsmethoden sind wirklich schon sehr anspruchsvoll. Und als Grundsatz gilt weiterhin für alle: Auf der sicheren Seite bleiben! Die korrekte Ausführung aller Übungen entscheidet über den Erfolg des Trainings. Sie hat also immer Vorrang vor einer gesteigerten Intensität.

Jetzt kommt die Kür!

In der zweiten Runde erhöhen Sie den Einsatz. Absolvieren Sie die Übungen aber weiterhin konzentriert.

→ **Öfter mal was Neues:** Bei vielen Übungen finden Sie unter der Überschrift »Für Fortgeschrittene« intensivierte Varianten, die Ihre Muskeln weiter trainieren. Der erwünschte Effekt: Sie erreichen andere Muskelfasern und bringen sich so weiter in Top-Form.

→ **Sie wollen mehr?** Das können Sie haben – steigern Sie den Trainingsumfang: Führen Sie jeweils mindestens 3 Sätze mit erhöhter Wiederholungszahl aus.

→ **Gehen Sie aufs Ganze!** Fordern Sie im dritten Satz auch die letzte Muskelfaser. Die Ausführung sollten Sie als schwer empfinden. Wählen Sie also ein Gewicht, mit dem Ihre Muskeln am Ende wirklich erschöpft sind.

→ **Der ultimative Trainingskick!** Mit den folgenden kleinen Raffinessen können Sie für noch mehr individuelle Abwechslung sorgen!

→ **Schön langsam:** Bei jedem Satz lässt sich die Intensität ohne weitere Gewichte mit einem konzentrierten Bewegungsrhythmus steigern: Nehmen Sie sich zum Heben 4 Sekunden und zum Senken des Körpers oder des Gewichts 5 Sekunden Zeit. Reißen oder ruckartige Bewegungen sind weiter tabu.

→ **Burn baby burn!** Wenn Sie es Ihren Muskeln richtig zeigen wollen, probieren Sie es damit: Erste Variante: Führen Sie am Ende des letzten Satzes noch einige so genannte Teilbewegungen aus. Dabei beschränken Sie sich genau auf das Bewegungssegment, in dem Sie das Gefühl der höchsten Intensität haben. Erhöhen Sie die Dauer der intensivsten Muskelspannung.

Zweite Variante: Hierbei wird die Effizienz der Übung dadurch gesteigert, dass am Ende einer Bewegung die Spannung im trainierten Muskel einen kurzen Moment (etwa 1 bis 2 Sekunden) statisch gehalten wird.

28. Tag

Bizeps, Trizeps – Arme in Bestform

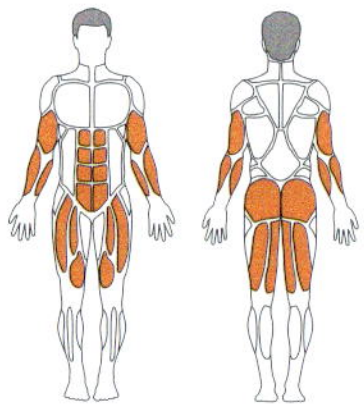

Let's move

Wählen Sie einen der ab Seite 18 vorgestellten Kardio-Moves aus, um innerhalb von 60 Sekunden auf Touren zu kommen.

Let's work

1 POWER-DIPS

→ Mit den Handballen hinter dem Rücken auf der Sitzfläche eines Stuhles abstützen. Ein Bein aufstellen, das andere waagerecht ausstrecken.

→ Um den Trizeps zu fordern, gehen Sie nach unten, bis Ihre Oberarme sich in der Waagerechten befinden. Dabei die Schultern stets unten halten.

→ Strecken Sie dann die Arme und heben Sie sich zurück in die Startposition. Nach dem Durchgang das Stützbein wechseln.

→ Je Seite 2–3 Sätze à 10–15 Wiederholungen.

2 AUSFALLSCHRITT MIT CURLS

→ Sie stehen aufrecht, die Füße etwa hüftbreit geöffnet. Die Arme sind dicht am Körper, in den Händen halten Sie jeweils eine Kurzhantel. Machen Sie jetzt mit dem linken Fuß einen großen Schritt nach vorn.

→ Beugen Sie nun mit dem Ausatmen die Beine. Spannen Sie gleichzeitig den Bizeps an und führen

1

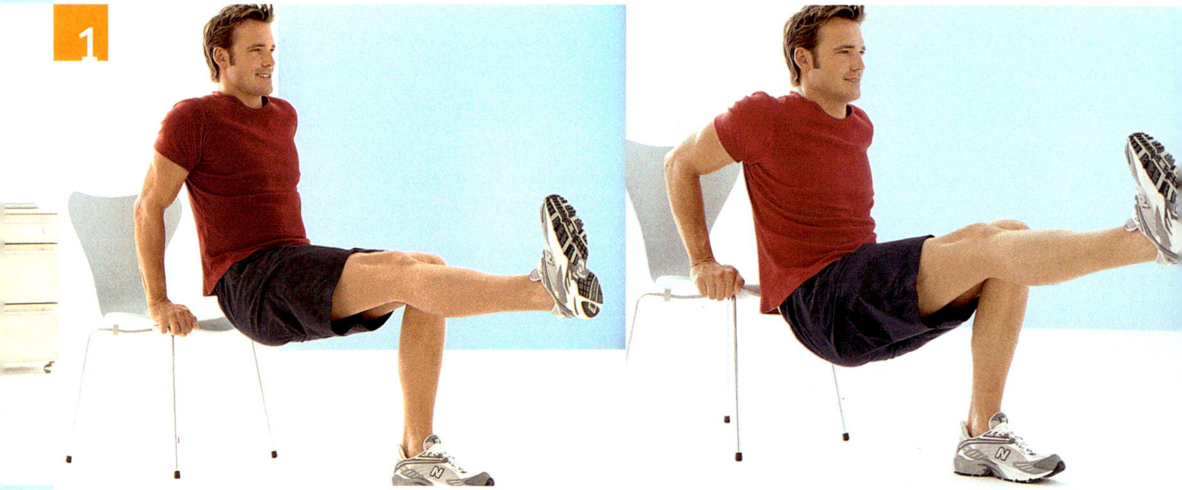

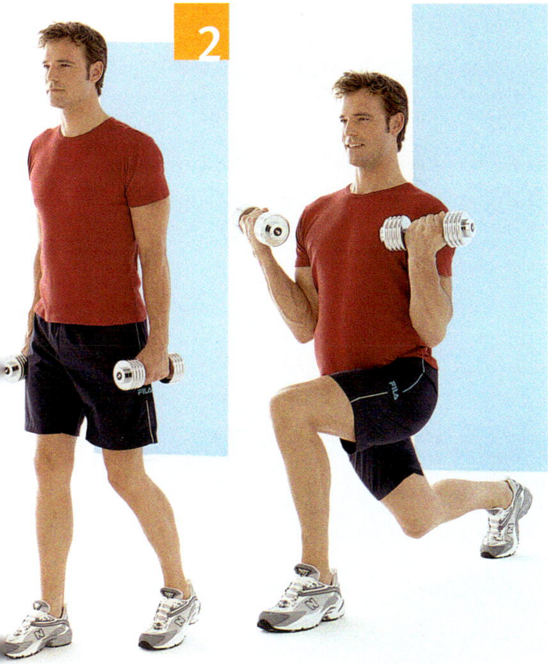

Sie die Hanteln von unten und vorn zu den Schultern hin.

→ Dann einatmen, die Beine wieder strecken und gleichzeitig die Arme senken.

→ Absolvieren Sie einen Satz in diesem Rhythmus, bevor Sie das linke Bein neben das rechte bringen und dann die Schrittposition wechseln.

→ Je Seite 2–3 Satze à 10–15 Wiederholungen.

TIPP

Kombiniert bieten Ausfallschritt und Curls eine anspruchsvolle Übung, die Kraft und Koordination auf einen Streich fordert und trainiert.

Let's stretch

3 ENERGIE TANKEN

→ Stellen Sie sich entspannt vor ein offenes Fenster. Die Beine sind leicht geöffent, die Knie etwas gebeugt. Wenn Sie mögen, schließen Sie die Augen.

→ Während Sie tief durch die Nase einatmen, führen Sie die gestreckten Arme über die Seiten nach oben, bis sich die Handflächen berühren. Atmen Sie bewusst in den Bauch ein und geben Sie Ihren Lungen genug Raum, damit sie reichlich Sauerstoff tanken können.

→ Jetzt durch den Mund die Luft hörbar wieder ausströmen lassen. Beim Ausatmen die Arme wieder senken und vor dem Körper kreuzen.

→ Die Position etwa 10 Sekunden halten und nach einer kurzen Pause das Ganze 1- bis 2-mal wiederholen.

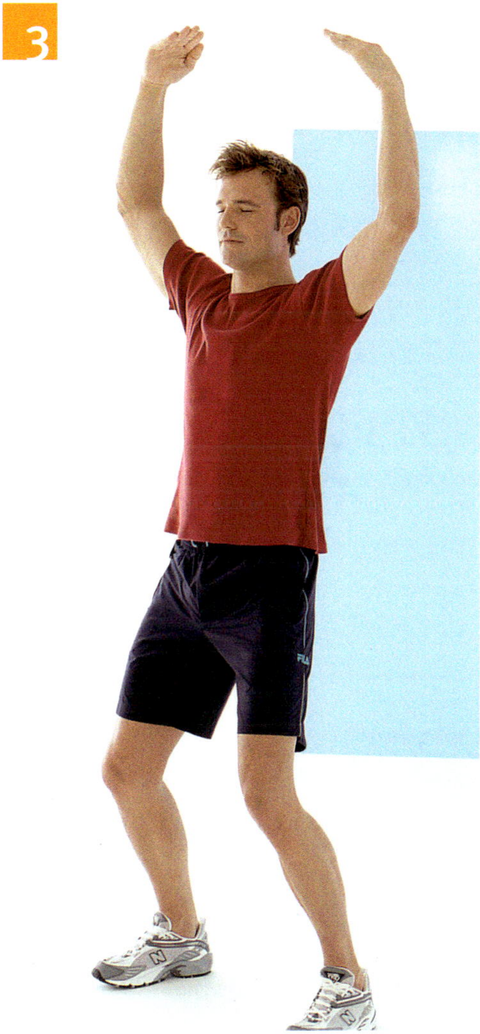

Bücher, die weiterhelfen

FITNESS UND ENTSPANNUNG

Boeckh-Behrens, W.-U. / Buskies W., **Fitness-Krafttraining;** Rowohlt Verlag

Edelp, C., **Bodytraining für Zuhause;** Pietsch Verlag

Hottenrott, K. / Neumann G., **Das große Buch vom Laufen;** Meyer und Meyer Verlag

Jeanmaire, T. M., **Wake up!;** Gräfe und Unzer Verlag

Grabbe, D., **Move & Relax. Fitness für den Körper – Wellness für die Seele;** Südwest Verlag

Lockstein, C. / Faust, S., **Relax! Der schnelle Weg zu neuer Energie;** Gräfe und Unzer Verlag

Mießner, W., **Richtiges Hanteltraining;** BLV Verlag

Ockert, G., **Hantel-Training;** Sportverlag

Pitroff, U. / Niemann, C. / Regelin, P., **Wellness. Die besten Ideen und Rezepte für die Wohlfühloase zu Hause;** Gräfe und Unzer Verlag

Rahman, C. / Schwarz, M., **ManPower – Personal Trainer für Muskeln & Fitness;** Gräfe und Unzer Verlag

Regelin, P., **Fit! Bodyforming;** und: **Stretching;** Gräfe und Unzer Verlag

Roberts, M., **Fitness for Life;** Dorling Kindersley

Rüdiger, M., **Bauch, Beine, Po. Bodystyling BBP;** Gräfe und Unzer Verlag

Schönegge, H., **Richtig schöne Muskeln;** Südwest Verlag

Stenglein, M., **Bodyconcept Laufen;** Rowohlt Verlag

Strunz, Dr. med. U., aus der Reihe **Forever young: Das Leicht-Lauf-Programm/ Meine 15 besten Fitness-Tipps;** alle Titel: Gräfe und Unzer Verlag

Tranczinski, C. G., **Wellness-Weekends;** Rowohlt Verlag

Trunz, E. / Hamm, M., **Style your body!;** Midena Verlag

Tschirner, T., **Das Muskel-Manual;** Rowohlt Verlag

Tschirner, T. / Wolters, C., **Das Men's Health Bauchmuskelbuch;** Rowohlt Verlag

ERNÄHRUNG

Feil, Dr. W. / Wessinghage, Dr. T., **Ernährung und Training;** WESSP Verlag

Grillparzer, M., **Fatburner;** und: **Die GLYX-Diät;** Gräfe und Unzer Verlag

Hamm, Prof. Dr. M., **Knaurs Handbuch Ernährung;** Knaur

Klever, U., **Klevers Kompass Kalorien & Fette;** Gräfe und Unzer Verlag

Kopp, Dr. W. / Begusch, B., **Essen Sie sich schlank!;** Schlank-und-gesund-Verlag

Pape, Dr. D. / Schwarz, Dr. R. / Gillessen, H., **Gesund – Vital – Schlank;** Deutscher Ärzte Verlag

Schricker, C. / Eichinger, Dr. med. W./ Lange, Prof. Dr. med. R., **Walking;** BLV-Verlag

Strunz, Dr. med. U., **Forever young. Das Ernährungsprogramm;** Gräfe und Unzer Verlag

Thieme, K., **Weg mit der Wampe;** Rowohlt Verlag

ADRESSEN, DIE WEITERHELFEN

DEUTSCHLAND

Deutscher Turner-Bund
Otto-Fleck-Schneise 8
60528 Frankfurt
(www.dtb-online.de)

Deutsche Gesellschaft für Ernährung e. V.
Godesberger Allee 18
53175 Bonn
(www.dge.de)

ÖSTERREICH

Sektion Sport im Bundeskanzleramt (Sektion VI)
Ballhausplatz2
1014 Wien
(www.sport.austria.gv.at)

SCHWEIZ

Bundesamt für Sport Magglingen (BASPO)
Hauptstr. 243
2532 Magglingen
(www.baspo.ch)

INTERNET-ADRESSEN

www.brigitte.de
www.fitforfun.de
www.freundin-wellfit.de
www.menshealth.de
www.pluspunkt-gesundheit.de
www.richtig-fit.de
www.vital.jalag.de

Register

A

Abnehmen 118
Adduktoren-Dehnung 49
Arm-Curl 92
Arm-Lift 44
Armstrecker-Stretch 61
Atemübungen 79
Atmen 78 f.
Aufrechtes Rudern 104
Aufwärmen 18 f., 26 f.
Ausdauersport 82 f.
Ausfallschritt 48
Ausfallschritt mit Curls 124 f.
Ausrüstung 18

B

Ballaststoffe 66 f.
Basic-Jump 26
Basic-Push-up 100 f.
Bauchstraff 73
Beinbeuger-Stretch 17
Beinkicks im Sitzen 32
Bein-Rumpf-Kombi 121
Beinstrecker-Dehnung 33
Bewegung 30 f.
Biorhythmus 22 f., 110 f.
Boxen 26 f.
Brust-Arme-Kombi-Stretch 109
Brustdreh 117
Brust-Push-up 116 f.
Bruststretch 21
Bruststretch im Stehen 53
Brust- und Armstretch 77
Büro-Workout 34 f.

C

Crunch 24 f.
Curls im Sitzen 60

D

Dehnung der hinteren Oberschenkelmuskeln 65
Dehnung der Rumpfvorderseite 25
Dehnung für Bizeps und Handgelenkbeuger 45

E

Easy-Push-ups 84
Easy-Squat 16 f.
Einarmige Liegestütze 28 f.
Einarmiges Rudern 101
Einbeinige Kniebeugen 96
Einkaufen, Lebensmittel 114 f.
Eiweiß 62 f.
Energie tanken 125
Ernährungspyramide 50 f.

F

Fernsehen 39
Fett 54 f.
Fettsäuren 54 f.
Fliegende Bewegung 68
Frontheben 56 f.
Frühsport 23

G

Gegen Nackenstarre 57
Gesäß-Kicks 65
Gesäß-Lift 80 f.
Gesäßmuskulatur im Liegen dehnen 97
Gesunde Ernährung 46 f., 50 f., 110 f.
Gewicht der Hanteln 10
Glykämischer Index (GI) 59

H

Hammercurls 76
Hanteln auswählen 9
Herz 82 f.
Hüftbeuger-Dehnung 113
Hüft-Lift 112 f.

I

Inlineskaten 94 f.
Isometrische Übungen 30

J

Joggen 86 f.

K

Käfer 72 f.
Kardio-Moves 18 f.
Kick-Backs synchron 92 f.
Kick-Backs im Stehen 44 f.
Knie-Dreh 41
Kniebeuge im Ausfallschritt 80
Kohlenhydrate 58 f.
Konzentrationscurls 28, 60
Körperdehnung 93
Körpergewicht 18
Kraftakt für starke Schultern 120
Kurzhanteldrücken 36

L

Leichte Kniebeuge mit Lat-Rudern 117
Leistungskurve 110 f.
Liegendes Lat-Ziehen 37
Liegestütze 100 f.

M

Maximale Herzfrequenz (MHF) 83
Mineralstoffe 106 f.
Muskelkater 9

O

Obliquus Curls 41
Office-Push-ups in Schräglage 52

P

Po-Lift 33
Po-Stretch 81
Power-Dips 124
Power-Dreh-Curl 108
Power-Po 17
Powerpunch 27

R

Reverse-Curls 104 f.
Rückenmobilisation 85
Rückenwohl 69

S

Schattenboxen 27
Schenkelformer 49
Schlaf 38 f.
Schulterdehnung 89
Schultergym 40
Schulterpush 88
Schulterrotation 72
Schulter-Zug 105
Seilspringen 26
Seitbeugen 57
Seitdehnen im Sitzen 37
Seitheben 24
Seitliches Beinheben 97
Seitstütz 88 f.
Soft-Klimmzug 21
Statische Power-Liegestütze 120 f.
Stehende Butterflys 20 f.
Step-ups 112
Stress 74 f.
Stuhl-Dips 60 f.
Sumo-Kniebeuge 64

T

Tanzen 31
Trainingsort 18
Trinken 47
Trizeps-Curl 109
Trizeps-Dehnung 29
Trizeps-Streckung hinter dem Kopf 77

V

Verspannungen lösen 23, 34 f.
Vierfüßlerstand 84 f.
Vitamine 102 f.
Vorgebeugter Lift 69
Vorgebeugtes Rudern im Sitzen 53

W

Walken 90 f.
Warm-up 18 f., 26 f.

Y

Yoga-Stretch 101

Alle Übungsbezeichnungen sind *kursiv* gedruckt.

Impressum

Redaktion: Reinhard Brendli
Lektorat: Christine Wolters, Ina Raki

Fotoproduktion: Christian Dahl
Weitere Fotos: Corbis: S. 4, 75; Andreas Hosch: vordere Innenklappe, S. 86, 91; IFA: S. 22; Manfred Jahreiß: S. 82; Jump: vordere Umschlagseite, S. 1, 38, 102, 122; Mauritius: S. 6, 8, 54, 114; Photonica: S. 2, hintere Umschlagseite (Mitte); Tom Roch: S. 31, 94, 119; Reiner Schmitz: S. 47, 51, 58, 62, 66, 67, 103, 106, 110, 111; Stockfood: S. 55; Thorsten Tschirner: hintere Außenklappe
Illustrationen: Detlef Seidensticker

Umschlag- und Innenlayout: Sabine Krohberger, independent Medien-Design
Herstellung: Susanne Mühldorfer
Satz: Ludger Vorfeld
Lithos: Fotolito Longo, Bozen
Druck: Appl, Wemding
Bindung: Großbuchbinderei Monheim

ISBN 3-7742-6044-3

Auflage	5.	4.	3.	2.
Jahr	2007	2006	2005	2004

Umwelthinweis
Dieses Buch wurde auf chlorfrei gebleichtem Papier gedruckt. Um Rohstoffe zu sparen, haben wir auf Folienverpackung verzichtet.

GRÄFE UND UNZER

Ein Unternehmen der
GANSKE VERLAGSGRUPPE

Dank
Der Autor bedankt sich ganz besonders bei Christine Wolters für das vorzügliche Lektorat des Textes und die umfassende Unterstützung bei der Arbeit an diesem Buch. Weiterhin geht ein Dank von Autor und Verlag an die Firma adidas, Herzogenaurach, für ihre Hilfe bei der Vorbereitung der Fotoproduktion für dieses Buch.

Wichtiger Hinweis
Alle Ratschläge, Übungen und Anwendungen in diesem Buch wurden vom Autor sorgfältig recherchiert und in der Praxis erprobt. Sie sind für Menschen mit normaler Konstitution geeignet. Dennoch sind alle Leserinnen und Leser aufgefordert, in eigener Verantwortung zu entscheiden, ob und inwieweit Sie die Vorschläge in diesem Buch umsetzen können und möchten.
Weder Autor noch Verlag können für eventuelle Nachteile oder Schäden, die aus den im Buch gegebenen praktischen Hinweisen resultieren, eine Haftung übernehmen.

DAS ORIGINAL · GU · MIT GARANTIE

Das Original mit Garantie

Ihre Meinung ist uns wichtig: Deshalb möchten wir Ihre Kritik, gerne aber auch Ihr Lob erfahren, um als führender Ratgeberverlag für Sie noch besser zu werden.
Darum: Schreiben Sie uns! Wir freuen uns auf Ihre Post und wünschen Ihnen viel Spaß mit Ihrem GU-Ratgeber.

Unsere Garantie: Sollte ein GU-Ratgeber einmal einen Fehler enthalten, schicken Sie uns bitte das Buch mit einem kleinen Hinweis und der Quittung innerhalb von sechs Monaten nach dem Kauf zurück. Wir tauschen Ihnen den GU-Ratgeber gegen einen anderen zum gleichen oder zu einem ähnlichen Thema um.

Ihr Gräfe und Unzer Verlag
Redaktion Gesundheit
Postfach 86 03 25, 81630 München
Fax: 0 89/4 19 81-1 13
E-Mail: leserservice@graefe-und-unzer.de